Anja Pietzsch
Monique Hélène Thill

ANTIAGING FÜR DEN DARM

Anja Pietzsch
Monique Hélène Thill

ANTIAGING FÜR DEN DARM

Neue Strategien
für die Darmgesundheit
ab der Lebensmitte

herbig

Bildnachweis
Mit 9 Illustrationen von shutterstock (S. 16, 22, 28, 47, 62, 98/99, 103, 121, 178).
Mit 1 Illustration von Biovis Diagnostik MVZ GmbH (Seite 89).

Impressum
Umschlaggestaltung von STUDIO LZ, Stuttgart, unter Verwendung einer Abbildung von istock photo (lukpedclub).

Unser gesamtes Programm finden Sie unter **kosmos.de/herbig**

Gedruckt auf chlorfrei gebleichtem Papier

MIX
Papier | Fördert gute Waldnutzung
FSC® C014889

ISBN 978-3-7766-2874-6
Projektleitung: Nicole Janke
Redaktion: Ulrike Burgi, Köln, www.lektorat-burgi.de
Gestaltungskonzept, Gestaltung und Satz: VerlagsService Dietmar Schmitz GmbH, Heimstetten
Produktion: Hanna Schindehütte
Druck und Bindung: Pustet
Printed in Germany/Imprimé en Allemagne

Inhalt

Vorwort

Antiaging ist ein Modebegriff geworden, er zeigt, was für viele Menschen zum vorherrschenden Thema geworden ist: immer leistungsfähig sein, keine Schwäche zeigen, bloß nicht »alt aussehen«. So geht es in den Statistiken einzig und allein um die Lebenserwartung, definiert als Durchschnittsalter, differenziert zwischen Männern und Frauen. Wollen wir wirklich »nur« nicht alt werden? Ist nicht die viel entscheidendere Frage, wie wir uns fühlen?

Altern stellt sich nicht von heute auf morgen ein, Altern wird wahrgenommen, immer wieder zwischendurch. Da fällt auf, dass Dinge nicht mehr so einfach von der Hand gehen, dass bestimmte Dinge schwerer fallen als ein paar Jahre zuvor. Das missfällt allen, Zweifel kommen auf. Es verunsichert. Altern ist ein Prozess. Doch wir sind diesem Prozess nicht hilflos ausgeliefert! In diesem Buch möchten wir klar Position beziehen, dass Altern keine Krankheit ist, sondern ein Prozess, der sehr wohl beeinflusst werden kann. Wir möchten klarstellen, dass in vielerlei Hinsicht unsere Lebensqualität einen starken Einfluss auf uns hat, nicht aber die Zahl, die als Altersangabe auf dem Papier steht.

Dieses Buch richtet sich an alle, die für sich Verantwortung übernehmen möchten, Verantwortung dafür, den Alterungsprozess mitzugestalten, nicht nur hinzunehmen. Dabei zeigt es auf, welche Rolle das oft unterschätzte und vergessene Organ hat – unser Darm. Vielen Menschen ist nicht bewusst, dass unser Alterungsprozess maßgeblich vom Darm und seiner Gesundheit beeinflusst wird. Als wichtigstes Organ unseres Immunsystems strahlt die Gesundheit des Darms auf alle anderen Organe inklusive unseres Gehirns aus. Insofern ist es nie zu früh, sich um die eigene Darmgesundheit zu kümmern, auch schon in jungen Jahren, wenn uns eigentlich eher andere Themen beschäftigen.

Wir möchten Ihnen Impulse geben, über Ihre Darmgesundheit nachzudenken. Einen Impuls, der über den Blick in die Toilettenschüssel hinausgeht, der nicht nur Verdauungsbeschwerden thematisiert. Ein Impuls, der es wert ist, darauf einzugehen, denn immer noch wird die Gesundheit des Darms nicht mit dem Alterungsprozess in Verbindung gebracht.

Greifen Sie die Impulse des Buches auf, lassen Sie sich mitnehmen von unseren Gedankengängen, setzen Sie die Anregungen um. Beginnen Sie noch heute. Sie werden feststellen, wie sich Ihr gesamtes (Wohl-)Befinden steigert und Ihr Körper es Ihnen dankt. Tragen Sie bei zu Ihrem persönlichen Antiaging!

Zehn gute Gründe, dieses Buch zu lesen

Sollten Sie zu der Gruppe Menschen gehören, die das ein oder andere Mal bereits Probleme mit dem Darm hatten, können die folgenden Fragen Ihnen auf Ihrem Weg der Besserung und Gesundung zur Orientierung dienen.

Ich habe das Gefühl, dass meine Blähungen mit zunehmendem Alter stärker und anders geworden sind. Nach dem Essen bin ich oft müde, mein Bauch fühlt sich aufgeblasen an. Manchmal muss ich aufstoßen und weiß nicht, wovon.

Ich habe immer öfter unregelmäßigen Stuhlgang. Durchfall und Verstopfung wechseln sich bei mir ab. Ebenso beobachte ich unterschiedliche Farben meines Stuhls. Manchmal gehe ich tagelang nicht auf die Toilette, und mein Stuhl ist häufig trocken.

Ich habe mit der Zeit immer mehr an Gewicht zugenommen. Trotz gleichbleibender Ernährung passen meine Kleider nicht mehr, und meine Waage zeigt mehr Gewicht an. Gefühlt habe ich mir in den letzten Jahren einen Rettungsring am Bauch zugelegt.

Ich fühle mich schon lange nicht (so) gut, aber es lässt sich keine Ursache finden. Liegt es tatsächlich am Alter, wie mir das oft gesagt wird? Ich fühle mich schon länger erschöpft, unkonzentriert, nah am Wasser gebaut. Mittlerweile plagen mich Schmerzen und Schlafstörungen – trotz verschiedener ärztlicher Untersuchungen konnte niemand etwas finden.

Ich muss regelmäßig Medikamente einnehmen. Ich nehme seit mehreren Jahren Blutverdünner, Schmerzmittel, Magensäureblocker oder Hormone ein. Mit zunehmendem Alter wurde die Dosis immer mehr nach oben angepasst. Beeinflusst das meine Darmgesundheit?

Ich will wie jeder andere gesund alt werden. Ich habe mir noch keine Gedanken darüber gemacht, ob der der Darm etwas damit zu tun hat. Wenn dem so ist, stellt sich mir die Frage: Was habe ich bislang für meine Darmgesundheit gemacht?

Ich habe Angst vor Darmkrebs. Seit dem 50. Lebensjahr gehe ich regelmäßig zur Darmspiegelung. Aber was kann ich vorsorglich noch tun, um mich vor der Diagnose Darmkrebs zu schützen?

Ich habe in der Vergangenheit Antibiotika eingenommen. Heute gehe ich deutlich bewusster mit Antibiotika um, da vor einem regelmäßigen Gebrauch gewarnt wird. Allerdings habe ich sicher als Kind das eine oder andere Antibiotikum eingenommen. Ich weiß nicht, ob meine Beschwerden vielleicht Spätfolgen jahrelang zurückliegender Antibiotikaeinnahmen sind.

Ich habe das Gefühl, mit zunehmendem Alter stressanfälliger zu sein. Liegt der Ursprung dafür in meinem Darm? Ich habe gehört, lang anhaltender Stress ist für den gesamten Körper und damit ja auch für meinen Darm nicht gut.

Ich habe Wechseljahresbeschwerden. Seit Längerem habe ich das Gefühl, dass sich die Hormonsituation in meinem Körper ändert. Manchmal denke ich, es hängt auch mit der Verdauung zusammen. Vielleicht gibt es tatsächlich einen Zusammenhang mit dem Darm. Gilt das auch für Männer?

Wie auch immer Sie sich in Gedanken zu unseren Fragen geäußert haben sollten, Sie haben sich sicher bei der einen oder anderen Frage wiedergefunden. Steigen Sie ein in das Buch und entdecken Sie die weitreichenden Konsequenzen, die unser gesamtes Verhalten auf die Darmgesundheit hat.

Unsere Darmmikroben – Freunde bis ins hohe Alter

Jeder will alt werden, aber keiner will es sein

Das Zitat des deutschen Theater- und Filmschauspielers Martin Held ist ein Spiegelbild der aktuellen Situation in unserer Gesellschaft, die Hintergründe beobachten wir tagtäglich in unseren Praxen. Tatsächlich kommen Menschen zu uns, die in der Erstanamnese sagen: Helfen Sie mir, ich möchte 120 Jahre alt werden. Wir entgegnen dann: Ist wirklich das Alter entscheidend? Und wir fragen weiter: In welchem Zustand möchten Sie dann sein? Dann zucken die meisten Befragten zusammen. Alt und dement möchte gegen Ende niemand werden. Demnach wäre der eigentliche Wunsch folgender: gesund und fit sein bis ins hohe Alter!

Nach unserem Empfinden ist »wirklich alt sein« in unserer Gesellschaft nicht geduldet, da alt sein natürlicherweise mit körperlichen und gesundheitlichen Einschränkungen verbunden ist, die so nicht zu unserer Leistungsgesellschaft passen. Nehmen wir das einfache Beispiel der Knieschmerzen und der damit einhergehenden Gehprobleme aufgrund der Arthrose im Knie. Häufig haben wir den Fall in der Praxis, dass ältere Menschen mit solchen Beschwerden zu uns kommen und um Unterstützung bitten. Davor hatten sie wahlweise eines der zwei Erlebnisse: Entweder hat der Hausarzt aufgrund der Beschwerden gesagt: »Bedenken Sie bitte Ihr Alter«, oder aber es wurde direkt eine Operation angeboten: »Kein Problem, die Kniearthrose sollte Ihnen keine Schmerzen mehr bereiten, Sie bekommen ein neues Knie.« Das Beispiel der Kniearthrose steht für zahlreiche Beschwerdefälle, die immer wieder nach dem gleichen Schema ablaufen.

Wenn wir das am Ende eines Praxistages Revue passieren lassen, müssen wir zugeben, dass uns das traurig macht. Jeder möchte alt werden, unendlich viele Lebensjahre noch vor sich haben, und das am besten bei uneingeschränkter gesundheitlicher Konstitution. Nur: Das geht nicht – zumindest nicht ohne gewissen Bemühungen.

Werteverlust der Familie

Das Abschreckende daran ist, dass die Alten, die Erfahrenen und Weisen unter uns in Pflegeheimen verwahrt werden, wo sie niemand anderen stören, wo die Gesellschaft ihren Schneller-Höher-Weiter-Weg ungebrochen weiter gehen kann. Die Familie hat längst nicht mehr den Stellenwert, den sie einmal hatte: Alle unter einem Dach, einer für alle. Dieser Werteverfall ist unübersehbar. Vielleicht ist er Preis und Konsequenz unseres wirtschaftlichen Fortschritts. Vielleicht haben wir tatsächlich keinen Platz für die älteren Menschen in unserem Leben. Aber irgendwann werden auch wir alt. Und wir wissen schon jetzt: Wir möchten in keinem Heim vom Zimmer zum Essenstisch und zurückgeschoben werden.

Der wissenschaftliche Fortschritt führt sicher dazu, dass das Durchschnittsalter deutlich gestiegen ist. Wir sind an dieser Stelle bewusst provokant: Der medizinische Fortschritt führt auch dazu, dass die Menschen älter und älter werden, um jeden Preis, und nicht mehr in Frieden sterben dürfen. Genau das meinen wir, wenn wir in der Praxis unseren Patienten die Gegenfrage stellen: Wenn Sie sagen, dass Sie alt werden möchten, ist es nicht viel entscheidender, dass das Alter in einem gesundheitlich würdigen Zustand erreicht wird? Wir wissen, dass scheinbar unterschiedliche Krankheiten im Körper in einem Zusammenhang stehen. Sie entstehen nicht von heute auf morgen, sondern in einem schleichenden Prozess. An dieser Stelle kommen der Darm und seine Gesundheit ins Spiel.

Warum ist der Darm für mein gesundes Altern wichtig?

Es ist verblüffend, für wie viele Prozesse im Körper der Darm der Ausgangspunkt ist. Wem das bewusst wäre, der würde sehr wahrscheinlich seinen Darm hegen und pflegen und mit größter Sorgfalt behandeln.

Aus unterschiedlichen Blickwinkeln können wir die Bedeutung des Darms für unser gesundes Altern betrachten. Zuallererst – und das ist tatsächlich entscheidend – ist der Darm eines der Hauptentgiftungsorgane im Körper. Wie der Darm als Entgiftungsorgan funktioniert, können Sie am besten an der Wichtigkeit des täglichen Toilettengangs beurteilen. Es ist für den Organismus sehr entscheidend, täglich den Darm zu erleichtern. Mit diesem Gang zur Toilette bringen Sie Ihren selbst produzierten Müll weg.

Abfall im Körper

Sie fragen sich jetzt sicher, warum wir das »Müll« nennen. Nun: Bei jedem Essen entnimmt der Körper der zugeführten Nahrung, was er für die täglich ablaufenden Prozesse braucht, alles andere will er wieder loswerden! Mit jeder Mahlzeit fallen Giftstoffe an, von denen sich der Körper wieder befreien will. Im Grunde ist es wie beim Kochen: Sie schälen Kartoffeln, es fallen Schalen an, die Sie in den Mülleimer werfen. Sie bereiten einen Obstsalat, auch hier gibt es Dinge, wie zum Beispiel Bananenschalen oder Apfelkerne, die Sie wegwerfen. Fast immer fallen irgendwelche Abfallprodukte bei der Essenszubereitung an, die Sie wegwerfen. Alles in einen Mülleimer, im besten Fall trennen Sie noch den Müll, sodass nicht alles nur in einem Abfallbehälter landet.

Nun stellen Sie sich vor, der Abfall steht eine Woche lang herum, und es findet sich keiner, der ihn entsorgt. Der Abfalleimer steht die ganze Woche in Ihrer Küche. Was wird passieren? Genau, es riecht furchtbar unangenehm. Vielleicht hat die Tüte im Mülleimer noch ein sehr kleines Loch. Dann suppt es durch, in den Eimer. Sie nehmen die Tüte heraus, und nun riecht es weiter, da sich die Suppe über die ganze Woche im Mülleimer ausbreiten konnte.

Auf ähnliche Art und Weise läuft es in Ihrem Körper ab, wenn Sie nicht täglich Ihren eigens produzierten Müll entsorgen. Die Abfallprodukte sind über Tage in Ihrem Darm, entwickeln Gerüche und modern vor sich hin. Wie das Loch in der Mülltüte, so ist es auch hier: Die Abfallstoffe gelangen immer wieder zurück ins Blut, sie werden resorbiert. Das heißt, es werden immer wieder Abfallprodukte aus dem Darm in das Blut aufgenommen. Medizinisch bezeichnet man dies mit einer erhöhten Rate an Rückresorption. Einfacher formuliert: Immer wieder gelangt ein Teil des Mülls in Ihr Blut. Denn der Darm soll resorbieren, das ist seine Aufgabe. Wenn aber ständig Abfallstoffe liegen bleiben, gelangen diese ebenso in Ihr Blut.

Im Urlaub kommt es häufiger vor, dass wir nicht regelmäßig auf die Toilette gehen können. Wenige Wochen sind auf unser gesamtes Leben betrachtet nicht entscheidend. Viel entscheidender ist, dass wir auch in jungen Jahren auf unseren Stuhlgang achten und dass dieser regelmäßig stattfindet. Je älter wir werden, umso bedeutungsvoller ist regelmäßiger Stuhlgang. Denn im Alter kann der Körper weniger kompensieren. Die Stoffwechselvorgänge laufen langsamer und nicht mehr hundertprozentig rund. Es fällt mehr »Müll« an als bei jüngeren Menschen. Die regelmäßige Entsorgung ist im Alter demnach umso wichtiger.

Regelmäßiger Stuhlgang heißt tägliche Müllentsorgung

In der Arbeit mit unseren Patienten wird uns immer wieder bewusst, wie wenig manche über ihren Körper wissen. Hier geht es nicht um medizinische Fakten, sondern vielmehr um das Verständnis von bestimmten Abläufen. Das ist wichtig, um überhaupt auf einen natürlichen Alterungsprozess Einfluss nehmen zu können. Und hier geben wir unseren Patienten immer wieder einen Satz mit: »Was im Darm ist, ist nicht im Körper.« Was genau ist damit gemeint? Stellen Sie sich den Darm als ein etwa sieben Meter langes Schleimhautrohr vor, welches in Ihrem Mund

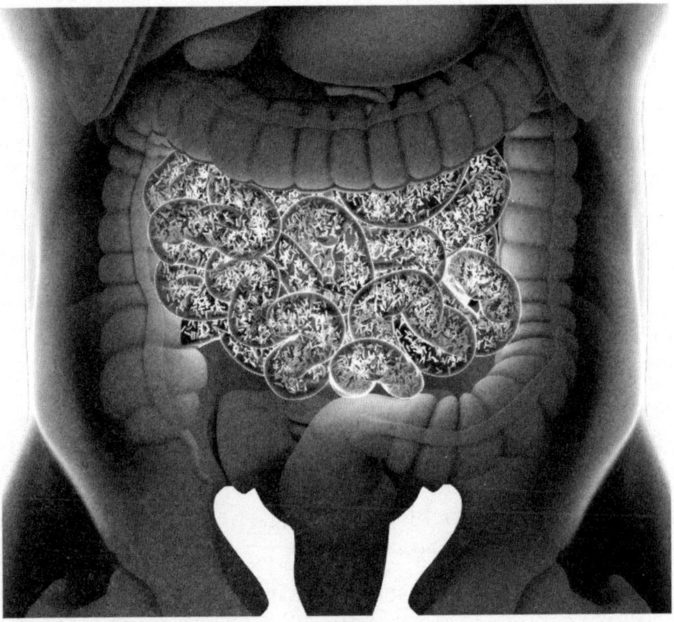

Dünn- und Dickdarm in unserem Bauch

beginnt. Dieses Rohr zieht sich über die Speiseröhre, ein Teil des Magens, dann den Dünndarm, den Dickdarm und schließlich den Enddarm. Der gesamte Schlauch befindet sich zwar in Ihrer Vorstellung in Ihrem Körper, aber biochemisch betrachtet steht kein einziger Teil dessen, was Sie gegessen haben und sich in diesem Schlauch befindet, dem Körper zur Verfügung. Erst wenn kleinste Teile an der Schleimhautwand in das Blut resorbiert worden sind, können die Stoffe im Körper wirken. Diese Nahrungsbestandteile sind dann im Blut und werden zu den entlegensten Stellen im Körper transportiert. Wenn also die Nahrungsbestandteile im Blut sind, können wir sagen, »sie sind im Körper«. Erst dann können diese Bestandteile zu den kleinsten Einheiten im Organismus – unseren Zellen – transportiert werden. Im Darm tankt der Körper alle Kraftstoffe, die die Zellen benötigen. Viel mehr noch: Der Darm stellt sogar viele Bestandteile selbst her. An diesem Prozess sind etliche unterschiedliche Bakterienarten beteiligt. Fast könnte man es sich so vorstellen, als wäre jedes Bakterium ein Minikraftwerk in unserem Kraftwerk Darm.

Die Aufgaben unserer Bakterien

- Verdauung der Nahrung und Aufspaltung bis in kleinste Teilchen
- Produktion von Vitaminen wie Vitamin K und B-Vitamine
- Herstellung von Botenstoffen, wie Serotonin – auch bekannt als Glückshormon
- Produktion von Fettsäuren (kurzkettige): Diese werden in das Blut aufgenommen und halten unser Nervensystem im guten Zustand und bei guter Laune. Sie sind ganz wesentlich für die Funktion unseres Gehirns. (s. auch ab S. 187)
- Synthese von Enzymen, Katalysatoren für Stoffwechselvorgänge

Die Rolle des Darmes können wir aus sehr unterschiedlichen Blickwinkeln betrachten. So gleicht unser Organismus einem wirtschaftlich arbeitenden Unternehmen oder Großkonzern. In diesem versteckt sich die erste Stufe der Wertschöpfungskette: der Darm. Nun stellen Sie sich vor, der Darm funktioniert nicht ganz einwandfrei. Wir essen, um Substanz aufzubauen und um die Nahrung für unseren Körper als Kraftstoff zu verarbeiten. Und jetzt funktioniert es nicht oder nur eingeschränkt. Die Folge ist, dass der Körper nicht mit den benötigten Nährstoffen versorgt wird. Am Beispiel des Unternehmens: Wenn die Fertigung nicht funktioniert, können auch keine Erlöse eingefahren werden. Sie können sich vielleicht vorstellen, dass das einige Jahre gut geht. Aus körperlicher Sicht wäre das der Zeitpunkt des Kindes- und Jugendalters. Je älter der Körper wird, umso weniger kann er kompensieren, insofern gewinnt die Darmpflege mit zunehmendem Alter an Bedeutung.

Die Welt hat sich geändert

Einen wichtigen Aspekt können wir nicht ausklammern: Die Welt von heute ist eine andere als vor 50 Jahren! Das ist auch die Antwort auf die Frage, warum wir im Vergleich zu früher definitiv etwas für unsere Darmgesundheit tun müssen. Entscheidende Dinge haben sich geändert. Früher wurden Lebensmittel fermentiert – milchsauer vergoren – und so haltbar gemacht. Fermentierte Lebensmittel, zum Beispiel das Sauerkraut oder der Sauerkrautsaft, sind besonders gut für unsere Darmflora, sie erzeugen ein Milieu, in dem sich die Bakterien wohl- und damit zu Hause fühlen. Der Mensch vor 50 Jahren hat auf relativ natürliche Art und Weise etwas für seine Darmgesundheit getan, es gab schlicht und ergreifend kaum degenerierte und vielfach verarbeitete Lebensmittel. Die heutige Nahrung liefert durch den hohen Anteil als Weiterverarbeitung nicht mehr automatisch die Grundlage für ein gutes Bakterienmilieu. Wir müssen sie zusätzlich schaffen, über entsprechende Ergänzungsmittel für den Darm oder über eine gezielte Nahrungszufuhr.

Ein weiterer Aspekt ist entscheidend bei unserer Darmgesundheit: Die Darmflora wird zusätzlich täglich unter Stress gesetzt durch die Einnahme von Medikamenten, Schwermetallen oder Pestiziden, mit denen Lebensmittel behandelt werden. Kurzum: Unsere Darmbakterien werden ständig attackiert. Wenn Sie für Ihre Gesundheit bis ins hohe Alter sorgen wollen, müssen Sie die Bakterien pflegen, es ihnen gut gehen lassen und sie bei Laune halten, damit sie Jahr für Jahr weiter für Sie sorgen.

Was ist das Mikrobiom?

Die alten Heiler wussten schon um die Bedeutung des Darms. So stammt von Paracelsus (Schweizer Arzt und Naturphilosoph, 1493 bis 1541) der Ausspruch: »Der Tod sitzt im Darm«. Auch in den asiatischen Ländern und deren Heilkunde ist der Darm oft Mittelpunkt. So wird beispielsweise nach Ansicht der ayurvedischen Medizin immer über den Darm entgiftet. Ebenso in der

Naturheilkunde: Auch war es hier schon immer eine Selbstverständlichkeit, den Darm zu betrachten und in die Therapie miteinzubeziehen. Was heißt das konkret für uns heute?

Heute sind durch die medizinischen Forschungen die Kenntnisse aus der damaligen Erfahrungsheilkunde bestätigt und wissenschaftlich belegt. Kaum ein Zweig in der Forschung bringt so viele neue Erkenntnisse in so kurzer Zeit ans Licht wie die Forschung über unseren Darm.

Trotz des rasanten Anstiegs der Zahl an veröffentlichten Studien sollte man demütig sein. Denn die Studien mögen beeindruckend sein, sind jedoch nur ein Tropfen auf den heißen Stein. Es wird in der Wissenschaft vermutet, dass diese Erkenntnisse nur ein Bruchteil dessen darstellen, was es im flächenmäßig größten Organ zu erforschen gibt.

So komplex das klingt und es auch in der Forschung ist, geht es hier um kleinste Lebewesen in unserem Organismus, wir haben bereits von ihnen gehört: den Bakterien. Weltweit ziehen sie Mediziner und Biologen in den Bann, sich mit ihnen und unserer Verdauung insgesamt zu beschäftigen. Wussten Sie, dass mit einem Gramm Ihres Stuhls rund 100 Milliarden Bakterien ausgeschieden werden? Wissenschaftlich betrachtet liegen dort nur Bakterien, doch genau darum geht in der Forschung – der sogenannten Mikrobiomforschung. Lange wurde die Mikrobiomforschung in der Naturheilkunde unter dem Begriff der Darmflora zusammengefasst. In der heutigen Forschung und Wissenschaft wird dafür der Begriff des Mikrobioms verwendet.

Wissenswertes zum Mikrobiom

- Der menschliche Organismus umfasst 10^{14}, d. h. 100 Billionen Körperzellen.
- Die Gesamtheit der Gene aller »mikrobiellen Bewohner« des Menschen ist 150 Mal größer als die Anzahl der menschlichen Gene.
- Der Hauptanteil des menschlichen Mikrobioms befindet sich im Darm, insbesondere im Dickdarm.

In welchem Ökosystem wohne ich?

Waren Sie schon mal am Meer? Haben Sie nicht nur dieses wunderbare Rauschen der Wellen gehört, sondern auch das Kommen und Gehen von Ebbe und Flut beobachtet? Haben Sie mit Ihren Füßen im Sand oder am Meer die Gezeiten wahrgenommen? Haben Sie das Salz in Ihrem Mund, auf Ihrer Zunge gespürt? Oder verbringen Sie Ihre Zeit lieber in den Bergen und wandern durch Wiesen, Felder und Wälder? Oder haben Sie vielleicht mal einen Müller besucht und ihm bei der Arbeit zugesehen? Und wie oft haben Sie schon selbst Getreide, Eier und Mehl in einen Kuchen oder in ein Brot verwandelt?

Schon bei diesen wenigen Fragen sehen Sie, wie komplex das Ökosystem Erde ist, das Ökosystem Mensch ist es nicht weniger, und das Ökosystem Darm ist eigentlich ein richtiges Wunderwerk, genau wie die Natur. Wenn Sie bereits die zweite Lebenshälfte erreicht haben, dann werden Sie all diese Dinge schon einmal gesehen, gespürt und erlebt haben. Sie werden zum Teil sogar das Privileg gehabt haben, mit einigen dieser Dinge aufgewachsen zu sein. Oder vielleicht haben Sie Kinder oder Enkel, die Chemie studieren und fasziniert davon sind, wie man Stoffe umwandeln oder gar isolieren kann.

Die Natur kann nichts verdrängen oder verschwinden lassen, sie kann es lediglich umwandeln, wie zum Beispiel Wasser in Eis und Dampf. Ebenso verhält es sich mit unserer Nahrung. Das Brötchen, welches Sie morgens zu sich nehmen, ist für den Körper nutzlos. Er muss es so umwandeln, dass die Nährstoffe aus dem Brötchen resorbiert werden können und damit für den Körper nutzbar werden.

Durch unser etwa sechs bis acht Meter langes Darm-Schleimhautrohr schieben wir im Laufe eines Menschenlebens ungefähr 30 Tonnen Nahrung und 50 Tausend Liter Flüssigkeit. Das mehrere Meter lange Schleimhautrohr lässt sich im Wesentlichen in zwei große Abschnitte einteilen: einen Dünndarm, der ca. vier bis sechs Meter misst, und einen Dickdarm, der ca. anderthalb Meter lang ist. In diesen Abschnitten werden die unglaublichen Mengen an Nahrung und Flüssigkeiten verarbeitet, zerlegt, getrennt, verwandelt, resorbiert und zum Teil auch wieder ausgeschieden.

Unsere Verdauung findet in verschiedenen Etappen statt. Wenn wir von Verdauen sprechen, gehen wir meistens davon aus, dass wir Nahrung zu uns genommen haben, die unser Organismus verarbeiten soll, indem er sie zerlegt, aufspaltet und teils wieder ausscheidet. Verdauen leitet sich von dem mitteldeutschen Verb »verdöuwen« ab und heißt im Ursprung »auflösen« und »verflüssigen«. Für diese Aufgaben ist unser Dünndarm zuständig. Was hier gelandet ist, kann nicht mehr zurück. Hier werden Entscheidungen getroffen, nach dem Motto: »Die Guten ins Töpfchen, die Schlechten ins Kröpfchen«, was heißt, dass hier getrennt wird, was resorbiert und was ausgeschieden werden soll.

Aufgaben unserer Darmflora

Das ist Schwerstarbeit für unseren Organismus und so läuft unser System, wenn es funktioniert, auf Hochtouren. Funktioniert es nicht und läuft aus dem Ruder, so kann das Konsequenzen haben, die zum Teil gravierend sein können. In der Darmflora, die man heute als Mikrobiom bezeichnet, wachsen zwar keine Blumen, es herrscht jedoch idealerweise ein wachstumsförderndes Milieu vor. Wie die Blumen einen nahrhaften Erdboden benötigen, siedeln unsere Bakterien auf einer Schleimschicht, dem sogenannten Mukus, der sich wiederum in verschiedenen Schichten teilt. Im physiologischen Zustand ist ein besonders dicker Schleim von Vorteil. An die Schleimschicht grenzt die Epithelschicht. Diese Schicht entsteht, indem sich Zellen aneinanderreihen und zusammen eine Fläche bilden. Die Aufgabe der Verdauung und der anschließenden Resorption ist nur unter einer besonderen Voraussetzung möglich: der Oberflächenvergrößerung. In ihrem ohnehin schon sechs Meter langen Schleimhautrohr ragt ein Gebirge aus Zotten (Einstülpungen) und Krypten (Einbuchtungen).

Wie in der freien Natur, so braucht dieses Milieu auch im Darm bestimmte Bedingungen, damit alles gut funktioniert. Dafür sorgt eine Batterie an Bakterien, die eine möglichst große Artenvielfalt aufzeigt und die um die 100 Billionen freundliche Helfer zu ihrem Team zählt. Es sind diese Winzlinge, unsere Darmbewohner, die darüber entscheiden, ob und wie gesund oder krank wir sind.

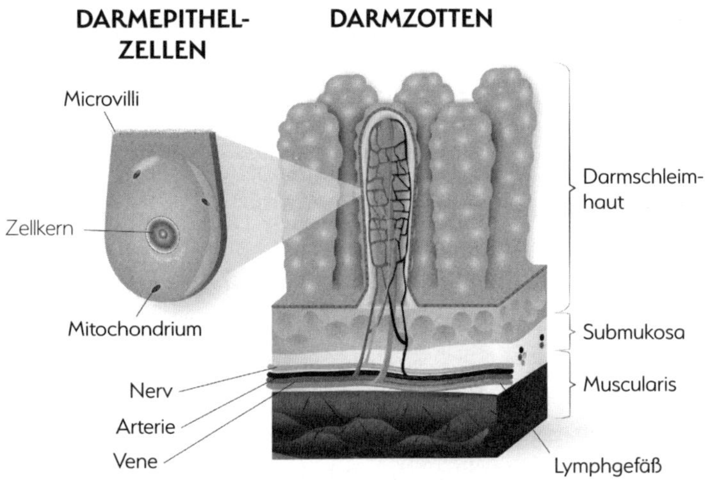

Schleimhautstruktur des Dünndarmes mit Blut- und Lymphgefäßen und Nerven

Sicher erinnern Sie sich an Aufenthalte in einer Jugendherberge oder in einem Feriencamp, wo viele Nationen aufeinandergetroffen sind. Die Verständigung am Lagerfeuer ging größtenteils mit Händen und Füßen, mit wenig Kochkenntnissen wurden internationale Gerichte für ganze Ferienkolonien gezaubert. Was schon vor Jahren galt, gilt heute auch noch, denn die wahren Prinzipien des Lebens ändern sich nicht. Gemeinsam ist man stark, und gemeinsam meistert man Dinge, die man allein nur schwer oder gar nicht schaffen würde bzw. geschafft hätte. Anders ausgedrückt: Monokulturen funktionieren im Ökosystem nicht oder zumindest weniger gut. Die Bakterienstämme tauschen sich aus, wenn sie aufeinandertreffen, und werden dadurch gemeinsam stärker, sprich widerstandsfähiger. Ein Bakterienstamm allein würde dies nicht leisten können.

Je mehr Vielfalt, desto besser

Es ist gut und wünschenswert, wenn unser Mikrobiom viele verschiedene Bakterienkulturen in großen Gruppen aufweist, und diese Gruppen stetig und tüchtig miteinander kommunizieren. Hier gilt nicht Qualität vor Quantität, hier geht es um beides. Damit wir gesund sind und es auch bleiben, oder um endlich gesund zu werden, brauchen wir sehr hohe Mengen von hochqualifizierten Bakterienstämmen. Diese sind untereinander in ständiger Kommunikation, dem sogenannten Crosstalk. Aber auch eine Kommunikation der Bakterien mit Teilen des Nervensystems findet statt. Als Sprachrohr für die Bakterien dient dabei der Vagusnerv, zu vergleichen mit einer Datenautobahn, die unsere beiden Gehirne, das Bauchhirn und das Kopfhirn miteinander verbindet. Diese Verbindung läuft über Botenstoffe ab und wird als Darm-(Bauch-)Hirn-Achse bezeichnet. Damit diese Kommunikation unproblematisch verläuft, müssen verschiedene Voraussetzungen gegeben sein. Ein wichtiger Botenstoff, das Serotonin, wird, salopp ausgedrückt, zum größten Teil in unserem Bauchhirn, in den sogenannten enterochromaffinen Zellen unseres Darms gebildet. Ein weiterer Teil der Produktion findet in den Nervenzellen des Gehirns statt. Dies erklärt zudem, warum unser Bauchgefühl ein sehr wichtiger Berater ist, dem wir auch regelmäßig unser Gehör schenken sollten. Es erklärt aber auch den Durchfall vor einer wichtigen Prüfung oder einem wichtigen Date, den Schulkopfschmerz, wieso manche Leute schnell die Hosen voll haben und sogar, wie stark und intensiv manch einer einen eventuellen Liebeskummer empfindet.

Das Ökosystem des Körpers stellt eine Symbiose dar, eine Lebensgemeinschaft von Lebewesen (Mensch und Bakterien), die aufeinander angewiesen sind und sich gegenseitig nutzen. Der Mensch ernährt die Bakterien, und die Bakterien ermöglichen uns Menschen das Leben. Die Bakterien sind für die Zerlegung der Nahrungsreste zuständig, die im Darmrohr verbleiben. Hierzu bedienen sie sich der Gärung und nicht der Verbrennung. In unserem Dickdarm herrscht ein Milieu der Unterwelt, wo Dämpfe und

Gase Gärungs- und Fäulnisprozesse ankurbeln. Gleichzeitig ist hier der Ort der höchsten Einwohnerdichte von Bakterien. Hier wird auch der unbrauchbare Ballast gesammelt und zusammen mit Bakterien ausgeschieden. Werden Bakterien ausgeschieden, siedeln sich sofort auch wieder neue Bakterien an, um die Aufgaben zu übernehmen. Das Gemisch von unbrauchbarem Ballast und Bakterien ist das Endprodukt unserer Verdauung, der Kot, und enthält 100 Milliarden Bakterien pro Gramm. Irgendwann werden wir ihn in der Gülle wiederfinden und somit wieder im Kreislauf unseres Ökosystems.

Vorsorge- und Präventionsmaßnahmen für meine zweite Lebenshälfte

Ist jeder seines Darmes Schmied?

Jeder ist seines Glückes Schmied – diesen Spruch kennen Sie sicherlich. Wir wollen Ihnen nahebringen, inwiefern Sie auch Ihres Darmes Schmied sind.

Wenn man in der sogenannten zweiten Lebenshälfte angekommen ist, hat man gute und schlechte Zeiten erlebt, positive und negative Erfahrungen gemacht. Bestenfalls ist man daran gewachsen, schlimmstenfalls hat es einen krank oder kränklich und anfällig gemacht. Zur ersten Gruppe zählen die Menschen, die die Dinge annehmen, wie sie sind, ohne viel zu hinterfragen, ganz nach dem Motto: »Es ist, wie es ist.« Oder man gehört zu denjenigen, die zum anderen Extrem neigen und sich selbst und das ganze Umfeld verrückt machen, indem sie alles und jeden hinterfragen. Interessant ist die Tatsache, dass manche Menschen intuitiv nicht nur das Richtige tun, sondern sie tun es auch noch im richtigen Moment. Das ist der Idealfall, dessen man sich oft nicht mal bewusst ist. Andere wiederum müssen dazu angeleitet werden und brauchen so etwas wie eine Gebrauchsanweisung. Sollte man bis zum Erreichen seiner zweiten Lebenshälfte wenig oder nichts für sich oder seinen Körper getan haben, dann ist es eine Herausforderung, so schnell wie möglich damit zu beginnen.

Wir wollen uns eingehender mit folgender Frage beschäftigen: Was können Sie selbst dazu beitragen, Ihren Darm so zu schmieden – um im Bild zu bleiben –, wie es für Sie und Ihre Gesundheit förderlich ist, und was wird Ihnen diesbezüglich auferlegt? Können wir unseren Darm und dessen Funktionen überhaupt beeinflussen, und wenn ja, wie sehr und durch was oder wen? Um es gleich vorwegzunehmen: Ja, wir können unseren Darm beeinflussen, zumindest bis zu einem gewissen Grad. Sowohl die Genetik wie auch die Epigenetik (Umfeld und Umweltfaktoren, Lebensumstände) spielen hier eine wesentliche Rolle.

Genetisch besteht unser Erbe aus den Eizellen und Samen unserer Eltern. Das ist Fakt, und das können wir nicht weiter beeinflussen. Epigenetisch können wir jedoch etwas tun. Hier spielen unsere Ernährung und unser Lifestyle eine wichtige Rolle. Auch ein möglicher Stresspegel beeinflusst zum Teil unsere Darmgesundheit.

Die Diversität der Bakterienstämme ist entscheidend

Je höher die Diversität unserer Bakterienstämme ist, und je höher diese besiedelt sind, umso stärker und weniger anfällig ist unsere Gesundheit. Wir können also sehr wohl zur Gesundheit unseres eigenen Ökosystems beitragen und sind somit auch, zumindest in Teilen, unseres Darmes Schmied.

Was würden Sie in Ihre Traumwohnung investieren?

Stellen Sie sich vor, Sie haben Ihre Traumwohnung gefunden und gekauft, sie ist sehr geräumig und kommt Ihnen wohlgefallend groß vor. Und nun geht es los, Sie richten diese Wohnung ein. In was wollen Sie Ihr Geld investieren? Wahrscheinlich würden Sie großen Wert darauflegen, dass Sie dichte und stabile Wände haben. Vielleicht würden Sie sogar noch eine extra Schicht anbringen, um den Schall zu dämpfen. Dann würden Sie diese Wände verputzen, tapezieren und/oder streichen. Die Fenster würden Sie wahrscheinlich mit Gardinen oder Rollläden versehen, und für den Bodenbelag würden Sie gutes Material aussuchen, wahrscheinlich sogar aus einem Naturstoff. Jetzt hätten Sie schon mal ein schönes Drumherum, aber innen wäre Ihre Wohnung noch leer. Obwohl Sie nun schon viel gemacht und investiert haben, fehlt Ihrer Wohnung das Wesentliche. Sie müssen ihr jetzt Leben einhauchen. Diese Gestaltung werden Sie wohl kaum dem Zufall überlassen. Sie werden Möbel aussuchen, die sich ergänzen und somit ein schönes Bild ergeben. Allerdings werden Sie sich auch Gedanken darüber machen, wie Sie diese Wohnung instandhalten können. Eine große, geräumige Wohnung zu pflegen ist eine Aufgabe, braucht organisatorisches Talent und die Hand eines Profis. Nur hin und wieder Staub zu wischen, wird nicht reichen. In Ihre Traumwohnung werden Sie auch Gäste einladen und ihnen nur vom Feinsten anbieten. Manchmal werden vielleicht sogar ungebetene Gäste kommen. Wenn sich das häuft, brauchen Sie einen Türsteher, der Sie und Ihre Wohnung beschützt. Wahrscheinlich haben Sie eh schon eine Alarmanlage installieren lassen.

Traumwohnung Darm

In Ihrem Darm sieht es nicht viel anders aus. Wenn der Zustand gut ist, haben wir im Darm dichte, stabile Schleimhäute. Diese schützen uns und stellen eine Barriere nach außen dar. Außen heißt in diesem Zusammenhang außerhalb des Darmes. Im Hinblick auf die Verdauungsaufgaben des Darmes ist damit das Blut gemeint. Alles, was im Darm ist, ist nicht im Körper, erst wenn es ins Blut resorbiert wurde, steht es dem Körper zur Verfügung und ist somit außerhalb des Darmes. Der Darm gleicht also einer in den Körper gestülpten Schleimhautoberfläche. So wie Ihre Haut eine Schutzschicht zu Ihrer Umgebung darstellt, ist der Darm mit seiner Schleimhaut die Schutzschicht zum Körperinneren. Diese Schicht ist absolut essenziell, denn hier müssen alle Krankheitserreger abgewehrt werden. Bei einer gut ausgebildeten Schleimhautschicht können Krankheiten und deren Folgen nicht oder nicht so schnell Fuß fassen. Sollten Ihre Darmschleimhäute permeabel, sprich durchlässig, nicht so dicht oder nicht dicht genug sein, so sollten diese schnellstmöglich stabilisiert werden. Darüber hinaus müssen sich die guten Bakterien an der Schleimhaut (den Schleimhautwänden) anhaften und ansiedeln können. Dies ist vergleichbar mit einer Innenhaut im Darm, dem Biofilm. Allerdings heißt »bio« hier nicht gesund. Der Biofilm ist vielmehr zu vergleichen mit einer Schicht Schlamm und Schmutz. Die Zellen unserer Schleimhautwand werden innerhalb von drei Tagen vollständig erneuert. Dies erfolgt immer nach dem gleichen Prinzip: Abbau, Recycling, Aufbau. Bestenfalls findet im Darm reges Leben statt, die dort angesiedelten Bakterienkulturen vermehren sich stetig und helfen, Ablagerungen im Darm zu vermeiden und zu minimieren. Und immer wieder werden Bakterien mit dem Stuhl ausgeschieden. Wie wir schon weiter oben gelesen haben, ist eine hohe Diversität der Bakterienstämme absolut erwünscht, sie erhält die Darmgesundheit.

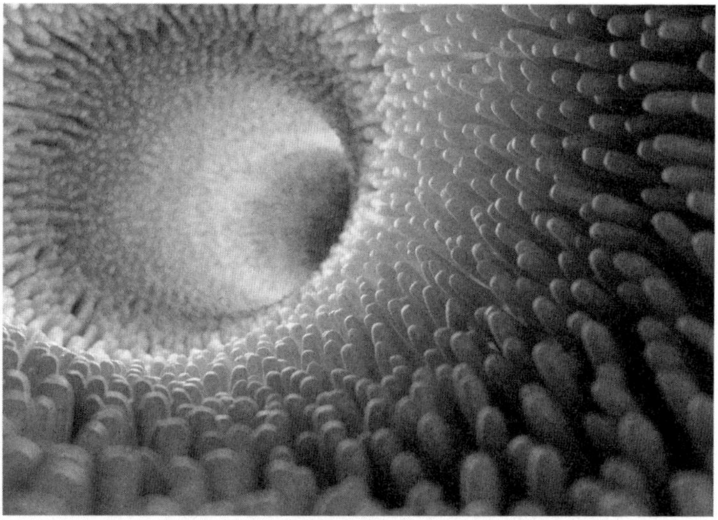

Medizinisch korrekte 3D-Illustration der Darmzotten

Instandhalten können Sie dieses Milieu, indem Sie sich vernünftig ernähren und Ballaststoffe zu sich nehmen, welche man hier als Putzkolonnen bezeichnen könnte. Sollten Sie sich mit einer gesunden Ernährung etwas schwertun, sollten sie zumindest überlegen, regel- oder kurmäßig ein Präbiotikum zu substituieren. Ein Präbiotikum ist zu vergleichen mit einem Düngemittel und wird auch als das Futter für das Probiotikum bezeichnet.

Damit die Putzkolonnen ihre Arbeit von Grund auf erledigen können, brauchen sie genügend Zeit und Ruhe. Diese ist gegeben, wenn Sie, zum Beispiel über Nacht, eine Essenspause einlegen. Es gibt auch die Idee des Intervallfastens, was Sie vielleicht unter dem Modell 16:8 kennen. Im Zeitraum von acht Stunden können Sie Nahrung zu sich nehmen, während der anderen 16 Stunden wird nichts gegessen. Der Darm empfindet es durchaus als wohltuend, wenn es ab und zu größere Abstände in der Essensaufnahme gibt. Wie oft Sie eine solche Pause einlegen, hängt von verschiedenen Faktoren, wie zum Beispiel Ihrem Stuhlbefund oder Ihrem (Über)-Gewicht, ab. Manchmal reicht es schon, ein- bis zweimal die Woche dieses Intervall einzuhalten, manchmal ist es vernünftig, über Wochen oder Monate durchzuhalten. Ungebetenen Gäste im Darm, zum Beispiel Clostridien, Klebsiellen oder Haemophilus, können Sie durch diese Ernährung auf Dauer wieder loswerden. Dazu brauchen Sie aber auch freundliche Helfer! Wie in Ihrer Traumwohnung – erinnern Sie sich hier an die Alarmanlage? Diese Aufgabe kann Ihr Immunsystem, welches größtenteils (zu etwa 80 %) in Ihrem Darm seinen Ursprung hat, übernehmen. Ist der Darm nicht gut besiedelt, funktioniert auch das Immunsystem nicht so, wie es für unseren Organismus notwendig wäre. Ähnlich dem Bild der Traumwohnung – würde diese nur halbherzig, wenig lieblos und ohne Ihren individuellen Geschmack eingerichtet sein, würden Sie sich hier nicht wohlfühlen. Dies kann auf unseren Darm und seine Gesundheit übertragen werden. Er steht für so vieles, er ist maßgeblich für unseren gesamten Gesundheitszustand verantwortlich.

Was haben Sie bisher in Ihren Darm investiert?

Was würden Sie spontan auf diese Frage antworten? Hin und wieder oder gar regelmäßig eine Abführtablette oder eine Bauchmassage, womöglich nicht mal im Uhrzeigersinn? Alle paar Jahre eine Darmspiegelung, und das war's? Ist Stuhlgang für Sie bisher nur ein lästiges, leidiges Thema gewesen, eine tägliche Routine, oder ein Abfallprodukt, das Sie, ohne weiter darüber nachzudenken, in die Toilette entleert haben? Oder gehören Sie zu denjenigen, für die die tägliche Stuhlentleerung eher eine Horrorangelegenheit ist, die mit Völlegefühl und Bauch- und Druckschmerz verbunden ist?

Im idealen Fall würden Sie jetzt antworten, dass der Darm für Sie ein wichtiges Organ ist, das Sie hegen und pflegen, und dem Sie das richtige, wohldosierte Maß an Aufmerksamkeit schenken. Sie haben sich gefragt, was Sie in Ihren Darm investieren sollten, damit er voll funktionsfähig ist und bleibt? Hierzu gibt es viele Antworten, und es ist wie meistens im Leben, dass man entweder nur das Allernötigste macht, welches wir als die »Light Version« bezeichnen möchten, oder alles erdenklich Mögliche macht, was wir als die »Luxusversion« bezeichnen möchten.

Sich Zeit nehmen

Bekannterweise ist es eher selten, ausschließlich bei null oder bei hundert zu stehen, daher ist es empfehlenswert, den sogenannten »goldenen Mittelweg« zu wählen. In unserem Fall würde das heißen: sich Zeit nehmen für Ihren Darm. Ja, das Erste und Wichtigste, was Sie in Ihren Darm investieren sollten, ist Zeit.

Die gute Nachricht ist, dass Zeit nichts kostet, die schlechte Nachricht ist, dass man sie auch nirgendwo kaufen kann, denn es gibt sie nicht im Handel. Sie ist mit das Kostbarste, was wir haben, und daher setzen wir uns oft Prioritäten. Und schon befinden wir uns mitten im Dilemma. Ist es Ihnen wichtiger, morgens etwas länger zu schlafen, oder Zeit für den Toilettengang einzuplanen? Ist es Ihnen wichtiger, wenn möglich alles stehen und liegen zu lassen, »wenn es drückt«, oder müssen Sie zuerst noch die begonnene Arbeit fertigstellen oder womöglich erstmal irgendwo ranfahren und parken? Gehören Sie noch zu der Generation, die das Örtchen draußen hinter dem Haus stehen hatte und so beizeiten losgehen musste, um eine etwaige Katastrophe zu vermeiden? Wenn ja, dann gehören Sie wohl auch zu denjenigen, die es sich angewöhnt haben, ein Meister im Verdrängen zu werden, wenn es um das sogenannte Stuhlgeschäft ging. Oder sind Sie nachts freiwillig aufgestanden, haben den Mantel über das Nachthemd oder den Schlafanzug geschlagen und sind bei Wind und Wetter zum »Örtchen« gelaufen? In diesem Fall gehören Sie immerhin auch zu der Generation, die die Nahrung meistens noch fermentiert hat, weil es keine Kühlschränke oder Gefriertruhen gab. Dann sind Sie die Generation, wo der Kuchen noch ein Sonntagskuchen war, womöglich sogar morgens frisch gebacken wurde, und als etwas ganz Besonderes und als Ausnahme galt. In dem Fall war auch Schokolade für Sie die Ausnahme und nicht die Regel und deren Verzehr ein wahrer Genuss und keine Belastung für Ihren Organismus. Doch die Zeiten haben sich geändert.

Zu welcher Gruppe gehören Sie?

Sollten Sie zu der Flower-Power-Generation gehören, den 1960er- und 70er-Jahren, haben Sie vermutlich die absolute Freiheit und freie Liebe propagiert und gelebt, und sich somit auch munter die Bakterienkulturen hin- und hergeschoben.

Vielleicht gehören Sie aber auch zu der Generation, in der Frauen die Emanzipation in die Hand genommen haben und Multitasking hoch im Kurs stand. Es ging darum, alles gleichzeitig zu schaffen, alles gleichzeitig unter einen Hut zu bekommen – die Familie, den Beruf, die sozialen Kontakte. Und falls Sie Ihr »Geschäft« in Ruhe erledigen wollten, vielleicht noch Zeitung lesen wollten, klopfte Klein-Fritzchen an der Tür, weil er die Hosen voll hatte oder selbst schnell mal musste?

Egal, in welcher Gruppe Sie sich wiedergefunden haben, Sie gehören wohl eher zu denjenigen, die sich nie oder nur wenig Zeit für Sich und Ihren Darm genommen haben bzw. nehmen. Doch – hier noch eine gute Nachricht: Es ist nie zu spät, Gutes zu tun! Investieren Sie daher Zeit in den täglichen Gang zur Toilette, und bei Beschwerden wie zum Beispiel unregelmäßigem Stuhlgang, legen Sie unbedingt Wert darauf, täglich zur gleichen Zeit den Toilettengang einzuplanen, und zwar auch dann, wenn Sie keinen »Drang« danach verspüren.

Wir wollten es genau wissen und haben Patienten und Patientinnen, Kollegen, Kolleginnen und Teilnehmer und Teilnehmerinnen unserer Seminare und bei unseren Referaten zu diesem Thema befragt. Wir haben sowohl Frauen wie Männer befragt und auch da teils erhebliche Unterschiede feststellen können. Uns ist aufgefallen, dass es Menschen gibt, die sich viel mit ihrem Darm befassen und andere wiederum so gut wie gar nicht. Wir haben auch festgestellt, dass für viele Darm gleich Verdauung heißt, und Verdauung wiederum heißt, Stuhl rauszudrücken. Wir haben gemerkt, dass es zu diesem Thema noch viel zu ergänzen und zu vermitteln gibt. Trotz unserer aufgeschlossenen Welt, in der ja vieles erlaubt und offen angesprochen wird, scheint das Thema Darm bei vielen noch immer ein Tabuthema zu sein. Auf unsere Fragen zu antworten war für einige eine Selbstverständlichkeit, für andere wiederum eine Herausforderung, für manche eine echte Hemmschwelle, die es zu überwinden galt.

Was haben Sie bisher in Ihren Darm investiert? Hier die Ergebnisse der Befragung:

Was Patienten berichten

- Nach dem Frühstück Treppen zu steigen, hilft zu regelmäßigem Stuhlgang, und damit ist das Thema erledigt.
- Über Nacht Pflaumen einzuweichen, hilft schon seit über 30 Jahren zu einer regelmäßigen, wenn auch nicht täglichen Stuhlentleerung.
- Überwiegend zuckerfreie und glutenfreie Ernährung hat den Reizdarm beruhigt und zu mehr Lebensqualität verholfen.
- Vor dem Essen ein Teelöffel Bitterstoffe beschleunigt den Verdauungsvorgang und beschert meistens nach dem Essen zweimal täglich Stuhlgang.
- Ballaststoffreiche Ernährung (Sauerkraut, Gemüse, Nüsse, fermentierte Getränke) hilft zu regelmäßigem Stuhlgang.
- Täglich bis zu zwei Liter Flüssigkeit, Wasser und Kräutertee, erfreut die Verdauung.

- Seit Weißmehlprodukte gemieden werden, ist der Blähbauch viel weniger geworden.
- Durch die regelmäßige Einnahme eines Probiotikums hat sich der Schlaf verbessert und ist ein täglicher Stuhlgang garantiert.
- Zweimal im Jahr eine Kur mit einem Probiotikum gibt ein fittes und leichtes Gefühl.

Uns ist aufgefallen, dass einige sich mit den sogenannten Hausmittelchen, noch aus Omas Rezeptküche, über Wasser halten. Auch haben wir gemerkt, dass der Darm für viele ein Nebenthema im Alltag ist und nur dann in den Vordergrund rückt, wenn die Verdauung mal nicht funktioniert. Gerade hier liegt aber der Schlüssel zur Gesundheit, denn im Darm befinden sich viele Bausteine, die zu einem gesünderen Leben helfen – sich Zeit zu nehmen für die Darmpflege ist absolut sinnvoll und angebracht.

Der Darm und meine Beziehung zu ihm

Was erzählt der Darm über mich?

So wie der Zustand des Autos etwas über den Fahrstil aussagt, so wie der Zustand eines Hauses zeigt, wie seine Bewohner damit umgehen, wie sie es pflegen, putzen und instand halten, so geben unsere Organe und deren Zustand Auskunft über unseren Gesundheitsstatus und über unser (bisheriges) Leben. Wie gut unsere Organe funktionieren oder in welchem Zustand sie sind, kann anhand von diversen (Untersuchungs-)Methoden festgestellt werden. So kann man auch das Blut, den Stuhl und den Urin untersuchen lassen.

Wie lange ist es her, dass Sie ein Stuhllabor oder ein Blutlabor haben erstellen lassen? Sechs Monate, ein Jahr, fünf Jahre oder womöglich noch nie? Kennen Sie Ihre aktuellen Laborwerte, und wissen Sie, was dieselben aussagen? Besteht vielleicht schon (Be-)Handlungsbedarf? Laborwerte sagen etwas über den Ist-Zustand unseres Darms aus. Die Untersuchung des Stuhls kann auf eine Entzündung, einen Mangel, einen Überfluss oder ein Ungleichgewicht hinweisen. Ein Stuhllabor zeigt an, wie unser Darm mit Bakterien besiedelt ist und ob diese Besiedelung in der Norm und im Gleichgewicht ist. Wir sollten uns also die Fragen stellen, was unseren Darm und dessen Bewohner, sprich die Bakterien, aus dem Gleichgewicht bringen kann. Doch beginnen wir von vorne, also mit der Geburt.

Eigentlich müssten wir noch vor der Geburt, bei der Zeugung, oder noch besser, vor der Zeugung beginnen. Wir wissen, je gesünder eine Frau ist und je besser ihre Darmflora besiedelt ist, umso größer werden die Chancen sein, schwanger zu werden und ein Kind auszutragen. In der zweiten Lebenshälfte wird wohl kaum eine Frau sich noch mit dem Gedanken tragen, schwanger zu werden, in der Herrenwelt kann das jedoch etwas anders aussehen. Es ist möglich und auch gängig, dass Männer in der zweiten Lebenshälfte (noch mal) ein Kind zeugen oder zeugen wollen. Da ein gut besiedeltes Mikrobiom und dessen intakte Schleimhäute die Spermienqualität verbessern können, sollte also auch die Herrenwelt Wert darauf legen, einen gesunden Darm zu haben.

Doch zurück zur Geburt: Wissen Sie, wie Sie zur Welt gekommen sind? Waren Sie womöglich ein Kaiserschnittkind? Oder haben Sie auf sogenanntem normalem Weg das Licht der Welt erblickt? Die Art, wie wir zu Welt kommen, bestimmt darüber, wie gut unser Mikrobiom besiedelt sein wird. Hier werden also schon die Weichen gestellt, wie gesund wir im späteren Leben sein werden. Der Darm von Kaiserschnittkindern ist sozusagen anders besiedelt, denn die Besiedlung mit Bakterien, die ihren Anfang nimmt, wenn das Kind durch den Geburtskanal gleitet, findet hier nicht statt. Bei solchen Kindern ist es also überaus wichtig und eigentlich ein absolutes Muss, vom ersten Lebenstag an gute Bakterien zu substituieren. Dies kann entweder über den Weg des Stillens gehen, indem die Mutter ein Probiotikum schluckt, oder indem man dem Baby ein adäquates, kindertaugliches Probiotikum in die (abgepumpte) Milch gibt oder es ihm mit einer Pipette in den Mund träufelt. So viel zu unseren Anfängen.

Darmgesundheit in den Fokus rücken

Leser aus der zweiten Lebenshälfte können diese Tipps an ihre Kinder oder Enkel weitergeben. Wenn Sie also als Kaiserschnittkind zur Welt gekommen sind und seitdem nie etwas für Ihre Darmgesundheit getan haben, was zwar schade, aber durchaus gängig ist, dann kann es sein, dass Sie im Laufe Ihres Lebens gekränkelt haben, ohne den eigentlichen wahren Grund hierfür gekannt zu haben. Vielleicht hatten Sie Hautprobleme, wie Ekzeme, Neurodermitis oder Schuppenflechte, litten oder leiden unter Asthma, rezidivierenden Bronchitiden oder immer wiederkehrenden Infekten. Oder haben oder hatten Sie Kopfschmerzen unbekannter Art und Ursache? Vielleicht sind oder waren Blasenentzündungen Ihr Thema, oder Sie leiden, seit Sie sich erinnern können, an Verstopfung. All dies, aber noch vieles mehr kann mit Ihrer Geburt, sprich der Art und Weise, wie Sie das Licht der Welt erblickt haben, zusammenhängen. Es kann unter Umständen heißen, dass Sie lebenslänglich ein Ungleichgewicht in der Besiedelung Ihrer Darmflora haben. Und wieder: Es ist nie zu spät, Gutes zu tun, auch in diesem Fall nicht. Sie können zum jetzigen Zeitpunkt, egal wie jung oder alt Sie auch sein mögen, dieses Ungleichgewicht »reparieren«. Lassen Sie sich hierzu von einem guten darauf spezialisierten Therapeuten beraten.

Wie entwickelt sich nun unser Mikrobiom? In den ersten zwei bis drei Lebensjahren wird es geformt. Im Idealfall siedeln sich die Bakterien kontinuierlich und der Reihe nach an, so wie sie gerade gebraucht werden. Studien zeigen, dass, kurz bevor man Kindern Essen zufüttert, sich die Bakterien im Darm ansiedeln, die das Kind braucht, um sein Essen zu verarbeiten und zu verdauen. So bestätigte die Mikrobiologin Ruth Ley von der Cornell-University den wichtigen Einfluss der Ernährung auf die Darmmikrobiota anhand eines gesunden männlichen Babys, dessen Stuhl zwischen seiner Geburt und einem Alter von zweieinhalb Jahren sechzigmal untersucht wurde.

Passiert diese Besiedelung aus irgendeinem Grunde nicht, so können entweder Bauchschmerzen oder Durchfall entstehen, im schlimmsten Fall entwickeln sich daraus beispielsweise ein Asthma oder Hautkrankheiten.

Heutzutage wissen wir, dass die Besiedelung des menschlichen Darms mit dem dritten Lebensjahr abgeschlossen ist. Hieraus entsteht die Aussage, dass der menschliche Darm in einem Alter von ca. drei Jahren »erwachsen« ist. Alles, was bis zu diesem Alter nicht geschehen ist, wird von allein nicht mehr geschehen. Im Umkehrschluss bedeutet dies auch, was bis zu diesem Zeitpunkt geschehen ist, kann nicht rückgängig gemacht werden. Den Rest müssen wir nun selbst in die Hand nehmen. Und hiermit wären wir schon fast bei unserem Lifestyle angelangt. Vorher kommen wir aber noch zu einem wichtigen Punkt, der unsere Darmgesundheit stark (negativ) beeinflussen kann:

Wie oft haben Sie in jungen Jahren und auch später noch Antibiotika eingenommen? Einmal, fünfmal, zehnmal oder vielleicht sogar noch öfter, und Sie erinnern sich nicht mal mehr daran? Wenn Sie die zweite Lebenshälfte schon erreicht haben, dann gehören Sie vielleicht auch zu der Generation, in der Zahnärzte regelmäßig Antibiotika verordnet haben, und Kinderärzte ebenfalls. Haben Sie zu oder nach jeder Antibiotikagabe etwas eingenommen, um die Darmflora zu schützen und wieder aufzubauen? Und was war dieses »Etwas«? Joghurt, Hefe oder ein richtig gutes, hochwertiges Probiotikum? Davon wird später noch die Rede sein.

Blick auf den Anfang

Nun aber zurück zu Ihrem persönlichen Lifestyle, und wir fangen wieder mit einem Blick auf die ersten Lebensjahre an: Was waren Ihre Lieblingsspeisen bis zu Ihrem 3. Lebensjahr? Wurden Sie gestillt oder waren Sie ein Flaschenkind? Was haben Sie auf Ihrem Pausenbrot gehabt? Oder haben Sie das Pausenbrot durch Süßigkeiten ersetzt? Wie haben Sie sich als Schulkind ernährt, als Jugendlicher und als Erwachsener? Wie hoch standen süße, limonadenartige Getränke bei Ihnen im Kurs? Wie hoch ist oder war Ihr Alkoholkonsum? Wie gesund haben Sie sich insgesamt ernährt? Wie stressig war Ihr bisheriges Leben, und wie viel Schlaf haben Sie sich regelmäßig gegönnt?

Hätten Sie gedacht, dass sich das alles in Ihrem Darm widerspiegelt und somit Auskunft über Sie und Ihren Lebensstil gibt? Natürlich gibt es auch weiterführende Untersuchungsmethoden, wie die Darmspiegelung, eine Ultraschalluntersuchung oder Röntgenaufnahmen. Diese können Tumore oder Geschwüre aufdecken, sagen aber nur sehr wenig bis gar nichts über die bakterielle Besiedelung unserer Darmflora aus.

Der Ist-Zustand Ihres Mikrobioms hat also seine ganz persönliche Geschichte, die Ihre persönliche Geschichte ist und die Sie zum Teil noch heute beeinflussen können.

Was habe ich nach meinem 3. Lebensjahr für meinen Darm getan?

Mit dem vollendeten dritten Lebensjahr ist die bakterielle Besiedelung unserer Darmschleimhaut im Prinzip abgeschlossen. Das menschliche Mikrobiom ist jetzt fertig. Von nun an geht es nur noch bergab, es sei denn, wir tun aktiv etwas dafür, unseren Darm und dessen Innenleben mit seinen Bewohnern zu schützen und zu unterstützen. Lassen Sie uns damit beginnen, Bilanz zu ziehen.

Bilanz ziehen mit Stift und Papier

Nehmen Sie sich ein weißes Blatt und ziehen Sie in der Mitte einen Längsstrich. Auf der linken Seite vermerken Sie, soweit Sie sich daran erinnern, wie oft und wann Sie Antibiotika eingenommen haben, auf der rechten Spalte vermerken Sie, ob und was Sie gemacht oder eingenommen haben, um Ihren Darm zu schützen und die Darmflora wieder aufzubauen (Probiotika, Präbiotika, Hefe, Joghurt usw.). Wir wissen aus der Forschung, dass bei jedem Zyklus der Antibiotikagabe fünf bis zehn Prozent der Bakterien-Diversität irreversibel verloren gehen. Diese müssen wir also wieder aufbauen, indem wir hochwertige Pro- und Präbiotika einnehmen, und dies nicht nur während der Zeit, in der wir Antibiotika einnehmen, sondern auch noch ein bis zwei Wochen danach. Hier sei gleich bemerkt, dass es wichtig ist, darauf zu achten, mindestens eine Stunde Abstand zwischen der Antibiotika- und der Probiotikaeinnahme zu halten.

Des Weiteren vermerken Sie auf Ihrem Blatt, in der linken Spalte, ob, wie viel und wie oft Sie Schmerzmittel oder andere chemische Medikamente eingenommen haben oder immer noch einnehmen (Magensäureblocker (PPI), Cholesterinsenker, Cortison usw.). Was haben Sie auf der rechten Seite dem entgegenzuhalten? Haben Sie dort was zum Eintragen? Pro- oder Präbiotika oder zumindest fermentierte Lebensmittel? Die Damen vermerken jetzt bitte noch, ob sie die Pille einnehmen oder eingenommen haben, diese Notiz gehört auf die linke Seite. Die Herren vermerken stattdessen, ob sie Viagra oder ähnliche Mittel zu sich nehmen oder genommen haben. Was haben Sie in die rechte Spalte geschrieben? Etwa nichts? Wir fahren fort.

Bitte vermerken Sie auf der linken Seite des Blattes Ihre durchlebten Stresssituationen (Dauerstress, Stressphasen, Schichtarbeit). Auf der rechten Seite vermerken Sie nun Ihre Schlafphasen und Auszeiten, wie Urlaube, Kuraufenthalte, Erholungsphasen, Freizeitaktivitäten. Wahrscheinlich ist Ihr Blatt schon recht gefüllt, zumindest was die linke Spalte betrifft. Wie sieht es rechts aus? Nun schreiben Sie noch auf die linke Seite die Operationen, die Sie hatten und welche Art der Narkose, und auf die rechte Seite das, was Sie gemacht haben, um Ihren Darm auch davor zu schützen oder hinterher wiederaufzubauen.

Es fehlen uns jetzt noch zwei, eigentlich sogar drei wichtige Aspekte auf unserem Blatt. Auf der linken Seite vermerken Sie, wie oft Sie die Sexualpartner gewechselt haben, und auf der rechten Seite, ob Sie sich durch Kondome geschützt haben. Dann vermerken Sie noch auf der linken Seite, ob und welche Abführmittel Sie eingenommen haben. Rechts kann noch stehen, welche Pro- und Präbiotika Sie eingenommen haben. Falls Sie keine eingenommen haben, bleibt der Platz leer. Nehmen Sie sich ein paar Sekunden Zeit und schauen Sie, wie gefüllt Ihre rechte Spalte ist. Ist die Spalte eher voll oder überwiegend leer? Gibt es ein gewisses Ungleichgewicht?

Was macht Ihre Ernährung?

Und nun kommen wir zu unserem vorerst letzten Punkt in diesem Kapitel, nämlich der Frage, wie Sie sich bisher ernährt haben. In der linken Spalte notieren Sie Fast Food, alkoholhaltige und süße Speisen und Getränke sowie Speisen aus Weißmehl. In der rechten Spalte notieren Sie fermentierte und sauer vergorene Speisen und Getränke. Nun möchten wir Sie noch veranlassen, unten auf dem Blatt Ihr Gewicht zu vermerken. Waren Sie schon mal übergewichtig und sind Sie es vielleicht immer noch?

Mit dieser Liste und dem Blick darauf wollen wir Sie weder erschrecken noch Ihnen ein schlechtes Gewissen machen. Wir wollen Ihnen lediglich die Augen öffnen und Sie motivieren, aktiv zu werden und spätestens jetzt, am besten jetzt gleich, damit anzufangen, etwas für sich und Ihre Darmgesundheit zu tun.

Übrigens, kennen Sie Ihren Vitamin-D-3-Spiegel? Wann wurde dieser zuletzt gemessen? Wurde er überhaupt schon mal gemessen? Vitamin-D-3 ist wesentlich für die Regeneration der Darmschleimhaut und des darmassoziierten Immunsystems. Auch dieser Wert sollte deswegen bekannt sein.

Vielleicht fragen Sie sich, wieso wir Sie gerade in diesem Kapitel darauf ansprechen? Wir wollen Sie immer wieder auf die komplexen Zusammenhänge der Darmgesundheit aufmerksam machen und Ihnen aufzählen, was alles dazu gehört (hätte), Ihre Darmgesundheit zu erhalten.

Nahrungsmittel – Freund oder Feind?

Viele Nahrungsmittel haben sich mit den Jahren verändert oder werden anders verarbeitet. Zusatzstoffe sollen für Haltbarkeit und gutes Aussehen sorgen. Das Auge isst bekanntlich mit. Damit Obst und Gemüse auch richtig strahlen und nicht schrumpelig aussehen, greift die Industrie in der Regel zu Düngemitteln und Farbstoffen. Die Industrie bedient sich auch der Hilfe von Geschmacksverstärker und man könnte auch hier fast sagen: »Es ist nicht alles Gold, was glänzt«. Dass diese »Giftstoffe« schädlich sind, ist allgemein bekannt, und wir können nur hoffen, dass das Mikrobiom der Konsumenten dann die richtigen Bakterienstämme beherbergt, welche imstande sind, Giftstoffe zu verarbeiten. Anstatt auf faserreiche Kost zu setzen, greift man oft zu »leicht verdaulichen« Mahlzeiten. Dabei wird das Ziel, die Darmbakterien mit dem Verarbeiten von faserreicher Kost zu beschäftigen, verfehlt, und der Nährboden für Krankheiten geschaffen.

Wir haben eine Liste zusammengestellt mit darmfreundlichen und darmfeindlichen Nahrungsmitteln, damit Sie ein Gefühl dafür entwickeln können, wie Sie Ihre Darmgesundheit noch besser durch die tägliche Nahrung unterstützen können.

Zu den darmfreundlichen Nahrungsmitteln gehören u. a.
milchsauervergorene Lebensmittel:
Kefir, Sauerkraut, milchsauer eingelegtes Gemüse wie Rettich und Möhren

pflanzliche aminosäurereiche Nahrungsmittel mit resistenter Stärke:
Hülsenfrüchte (außer dicke weiße Bohnen, diese enthalten keine resistente Stärke) wie Linsen, Kichererbsen und deren Verarbeitung in Hummus, grüne Erbsen

antioxidantienreiche Lebensmittel:
alle Beeren (Himbeeren, Heidelbeeren, Brombeeren)

fettsäurereiche Lebensmittel:
Nüsse, Fisch, gesunde Fette, nicht verarbeitet, nicht gehärtet:
Olivenöl, Avocadoöl, Leinöl
Pektinhaltige (Ballaststoffreiche) Obstsorten wie Äpfel und Zitrusfrüchte

entzündungshemmende Gewürze:
Ingwer, Kurkuma, Knoblauch, Zimt

stärkehaltige Lebensmittel:
verarbeitete Kartoffelgerichte, Kartoffelsalat mit Essig und Öl, Topinambur

Weiterhin:
Nicht pasteurisierter Käse wie Cheddar oder Edamer
Käsesorten wie Feta oder Hartkäse
Vollkornprodukte wie Hafer, Gerste und Roggen
Grünes Gemüse wie Salate
Verarbeitete Gemüse wie Sellerie, Spargel, Mangold, Rote Bete
Mageres Fleisch, in kleinen Mengen, wenn möglich aus Weidehaltung
Eier von Freilandhühnern
Pilze
Süßkartoffeln
Getränke, die »neutral« für den Verdauungstrakt wirken und nicht sauer abgebaut werden wie Kräutertees, Stilles Wasser, Bioweine in Maßen genossen.

Darmfeindliche Nahrungsmittel schmecken auch gut, sehen oft »gekünstelt«, blass oder unnatürlich aus, glänzen eventuell vor Fett und haben gern ein Zuckerhäubchen als Dekoration aufliegen. Sie fördern einen schnell ansteigenden Blutzuckerspiegel, der genauso schnell wieder abfällt, was zu vermehrtem Unwohlsein und Hungergefühl führt. Sie fördern die Gewichtszunahme und den Alterungsprozess. Außerdem sind sie entzündungsfördernd und rauben dem Wirt Antioxidantien und den Bakterienstämmen die Artenvielfalt.

Darmfeindliche Nahrungsmittel:
Schokolade und andere Süßigkeiten
Kuchen und Brot aus Weißmehl
Raffinierter Zucker
Zuckerhaltige Speisen und Getränke wie Limonaden oder Alkoholcocktails
Transfette oder Öle wie Sonnenblumenöl oder Palmöl, Margarine, Schmalz
Gluten, z. B. Weizen
Fructose, z. B. Traubenzucker
Laktosehaltige Nahrungsmittel (bei bekannter Laktoseunverträglichkeit)
Kaseinhaltige Nahrungsmittel (bei bekannter Milcheiweißallergie)
Mais
Soja
Fertigprodukte
Fast Food
Gebratenes, Gepökeltes, Geräuchertes
Wurstwaren
Mayonnaise
Hochprozentiger Alkohol, kohlensäurehaltiges Wasser oder Getränke, Früchtetee

Fangen Sie an oder bleiben Sie dran, probieren Sie kontinuierlich und konsequent, Ihre Ernährung auf darmfreundliche Lebensmittel umzustellen.

Das Mikrobiom – alt gegen jung

Mit zunehmendem Alter gewinnen wir an Lebenserfahrung und hoffentlich auch an Weisheit, aber nicht zwingend an Diversität unserer Untermieter, nämlich der Bakterien im Darm. Im Gegenteil, je älter wir werden, umso mehr büßen wir an guten Bakterien ein, was wiederum heißt, dass unsere Darmflora ins Ungleichgewicht geraten kann. Der Verlust an Bakterien ist sogar physiologisch, das heißt, es ist normal, dass wir mit zunehmendem Lebensalter an Bakterienvielfalt einbüßen. Hieran sind beispielsweise Veränderungen im Hormonhaushalt, verringerte Verdauungsenzyme und auch die Anpassung der Ernährung im Alter an geänderte Bedingungen verantwortlich. Diese Entwicklung wird stark durch die minderwertige, faserarme Ernährung, die Lebensumstände der heutigen Zeit und durch die Einnahme von Medikamenten provoziert.

Aus der Wissenschaft ist heute bekannt, dass wir bei älteren Menschen eine andere Bakterienbesiedelung im Darm vorfinden als bei Kindern oder jüngeren Menschen. Dies hat einen entscheidenden Grund: So wie insgesamt der Mensch im Laufe seines Lebens Flüssigkeit und Elastizität verliert, sichtbar rein äußerlich an Falten, so werden auch innerlich die Schleimhäute dünner und trockener. Dies hat leider zur Folge, dass Bakterien sich nicht mehr so einfach ansiedeln können, da sie weniger Haftungsfläche haben. Schlichtweg: Der Boden, auf dem sie sich wohlfühlen, wird immer weniger, dünner. Ältere Menschen haben oft nicht genügend Bifidobakterien und auch zu wenig Laktobazillen. Dafür weisen sie nicht selten eine Mehrzahl an Clostridien auf. Diese bewirken häufig Durchfälle, was wiederum eine Veränderung der Darmflora mit sich bringt. Zumindest aber stören Clostridien stark das Mikromilieu im Darm – unser Ökosystem in unserem Körper gerät aus dem Gleichgewicht.

Ein ganz entscheidender Faktor ist dabei der pH-Wert in unserem Darm. Dieser ist immer ganz leicht im sauren Bereich zwischen 5,5 und 6,5. Sowohl Bifido- als auch Laktobazillen und buttersäurebildende Bakterien regulieren das pH-Wert-Milieu im Darm. Ein erhöhter pH-Wert vereinfacht den Angreifern wie Viren oder schlechten Bakterienarten ihr Dasein und Wirken. Ist der pH-Wert hingegen in der Norm, haben Krankheitserreger, Parasiten und Pilze es schwerer. Sie fühlen sich dann nicht wohl, bekommen keinen Raum und können vom gesunden Darm abgewehrt werden.

Auf Ausgewogenheit achten

Einfach gesagt, ist in der zweiten Lebenshälfte eines Menschen überwiegend ein Ungleichgewicht in der Darmflora zu beobachten und zu messen. Es gibt, wie schon erwähnt, eine Vielzahl an Faktoren, die sich hierfür verantwortlich zeichnen. Unsere Ernährung beeinflusst unser Mikrobiom und dessen Besiedelung ganz wesentlich. Es ist also wichtig, dass die Ernährung ausgewogen und abwechslungsreich ist und einen genügend hohen Anteil an Ballaststoffen auch im höheren Alter enthält. Viele Menschen in der zweiten Lebenshälfte nehmen auch nicht genug Flüssigkeit wie stilles Wasser oder Kräutertees zu sich, und einige trinken nur dann, wenn sie Durst haben. Sobald ein Durstgefühl sich einstellt, heißt das jedoch, dass wir eigentlich schon am Verdursten oder Austrocknen sind.

Ein Erwachsener sollte täglich 35 ml pro Kilo Körpergewicht trinken. Bei Ödemen, Herzinsuffizienz oder Nierenleiden gilt diese Regelung jedoch nicht. Hier muss die Trinkmenge individuell errechnet und auch angepasst werden. Trinkt man regelmäßig zu wenig, so hat man mit der Zeit nicht nur eine trockene, schrumpelige Haut, sondern oft auch trockneren Stuhl oder sogar Verstopfung. Bei Verstopfung verweilt der Stuhl(-abfall) zu lange im Darm, und es entstehen Fäulniskeime. Diese wiederum schädigen das Mikroklima im Darm und unterstützen die Entstehung eines Teufelskreises. Menschen in der zweiten Lebenshälfte nehmen im Normalfall regelmäßig chemische Medikamente zu sich. Wie diese sich auf unseren Darm und dessen Mitbewohner auswirken, wird in Kapitel »Was bringt meine Bakterien aus dem Gleichgewicht«

(s. S. 53 ff.), beschrieben. Ein Großteil der über 45-Jährigen leidet an akuten Entzündungen oder unentdeckten Entzündungen. Die Vorläufer dieser Entzündungen sind die Darmproblemen, welche sich oft heimlich, still und leise eingeschlichen haben und (viel zu) lange unbemerkt und unbehandelt geblieben sind.

Beobachtungen aus der Praxis

Vielleicht neigen Sie dazu – wenn Sie bereits die zweite Lebenshälfte erreicht haben – zu denken, früher sei vieles anders und sogar um einiges besser gewesen. Dabei müssen wir anerkennen, dass mit den Jahren vieles moderner, übersichtlicher, schneller und präziser geworden ist. Leider aber auch unpersönlicher. Hatte man früher seine Bücher noch am Kiosk gekauft, seine Bankgeschäfte am Schalter und seine Einkäufe im »Tante-Emma-Laden« erledigt, so läuft heute vieles automatisch oder/und online ab.

Nun steht bekanntermaßen alles in Wechselwirkung miteinander. Es gibt interessante und sehr aussagekräftige Studien, die folgende Schlussfolgerung zulassen: Alle Lebewesen ziehen ihre eigentliche Lebensenergie aus den Beziehungen untereinander. Mensch wie Tier. Diese Studien konnten zeigen, dass bei Tieren, denen es an Diversität der Bakterienkultur fehlte, ein vermehrter sozialer Rückzug entstand. Fütterte man diesen Tieren wieder gute und qualitativ hochwertige Bakterien zu in Form von Probiotika, so hat sich ihr soziales Verhalten ebenfalls geändert. Sie wurden wieder kontaktfreudiger. Durchtrennte man bei Tieren den Vagusnerv und unterbrach somit die Kommunikation der Bauch-Hirn-Achse, so zeigten diese Tiere ebenfalls ein gestörtes soziales Verhalten. Aus dieser Studie können wir schlussfolgern, dass der sogenannte Cross Talk unserer Untermieter, sprich der Darmbakterien, sehr wichtig ist. Die an Tieren beobachteten Verhaltensweisen durch den medizinischen Eingriff wurden auf den Menschen übertragen. Halten wir fest: So, wie wir zwischenmenschliche Verbindungen und Kontakte pflegen, so sollten wir auch den Kontakt und den Bezug zu unserem Körper und dessen Organen, aber auch zu unserer Seele und unserem Geist pflegen.

Die Kommunikation zwischen Bauch und Gehirn

Die Natur hat uns mit zwei Gehirnen versorgt. Eines hat sie in den Kopf gelegt, das andere in die Peripherie, nämlich in unseren Bauch. Beide Gehirne kommunizieren miteinander. Damit sie sich gut und verständlich ausdrücken, einander verstehen und ihre Aufgaben optimal erfüllen können, brauchen beide, wie bei einem »echten« Dialog, die passenden Verbindungen und Vernetzungen. Dieses sowohl faszinierende wie auch teils komplexe und komplizierte Zusammenspiel wollen wir der Einfachheit halber mal so ausdrücken: Es gibt bewusste und unbewusste Bauchempfindungen. Und zwar gibt es diejenigen, die uns daran erinnern, dass wir Hunger, Durst oder Gelüste haben, aber es gibt auch diejenigen, die unsere Gefühle widerspiegeln. Dazu gehört auch das ungute Bauchgefühl, wenn eine Klausur

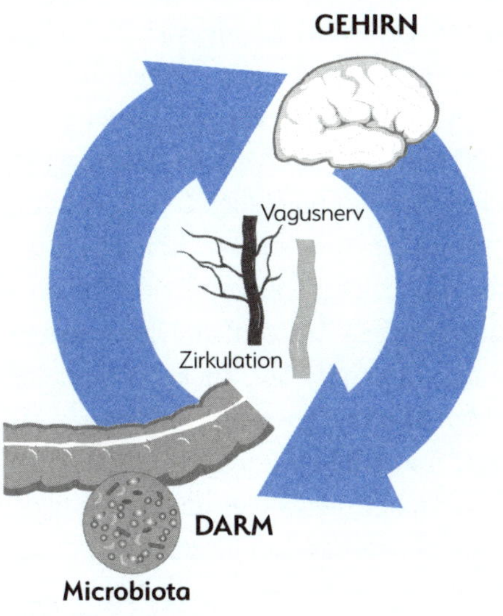

Darm-Hirn-Achse

oder ein Vorstellungsgespräch ansteht oder eine Entscheidung gefällt werden muss. Wussten Sie, dass das Gewicht Ihres Mikrobioms in etwa dem von Ihrem Gehirn entspricht? Das Zusammenspiel von einem unserer größten Nerven, nämlich dem Nervus Vagus (den wir mit einer Datenautobahn vergleichen können), und den Botenstoffen (welche wir mit Fluglotsen vergleichen können und die Signale versenden), den Antioxidantien (die Türstehern ähneln), unserer Immunabwehr (zu vergleichen mit Polizisten) und unserem Lymphsystem (ähnlich einem Zuarbeiter für das zentrale Nervensystem), erlaubt es den Bakterien, ihre Aufgaben optimal zu erfüllen.

In den Praxen beobachten wir leider allzu oft das Gegenteil bezüglich (Darm-)Bewusstsein und (Darm-)Pflege. Stellt man Eltern die Frage, wie oft ihr Kind Stuhlgang hat und wie dieser Stuhl aussieht, so blickt man oft in ratlose Gesichter. Fragt man 50-Jährige nach ihren Stuhlgewohnheiten, so kommen auch hier oft nur stockende Antworten. Soweit uns bekannt ist, gibt es noch keine App, anhand der man seine Stuhlgewohnheiten und das Aussehen des Stuhls festhalten könnte. Manchmal würde man sich als Therapeut wünschen, es gäbe sie. Dabei gibt es jede Menge Gesundheitsapps, die auch von der Bevölkerung konsultiert werden, und doch stellen wir tagtäglich fest, dass trotz aller Modernisierung die Menschen ungesünder, kränker, müder, gestresster, unzufriedener und ratloser werden. Trotz aller möglichen Diäten und der größtmöglichen Auswahl an Lebensmitteln werden Patienten dicker und unbeholfener. Zuckerkrankheiten nehmen zu, schon junge Menschen haben erhöhte Cholesterinwerte, erhöhte Harnsäurewerte und erhöhte Blutdruckwerte. Trotz überwiegend guter sozialer Absicherung geht es uns gesundheitlich schlechter als in den sogenannten mageren Jahren.

Alle leiden – auch die Darmbakterien

Unseren Darmbakterien geht es ähnlich. Auch sie leiden unter dem neuen Lifestyle und dessen Folgen. Durch Stress, hohen Zucker- und Alkoholkonsum und Fast Food gehen uns gute Darmbakterien verloren, die schlechteren gewinnen die Oberhand. In unserem Alltag liefern wir uns regelmäßig ein Rennen gegen die Zeit und bringen uns permanent in Stress. Diese Lebensart fördert leider Entzündungen, denn auf Stress reagieren unsere Bakterien sensibel, sie vermitteln eine Entzündung, was entscheidende Auswirkungen auf die physiologische Permeabilität unserer Schleimhaut hat – die Schleimhaut wird durchlässiger, der natürliche Kontrollmechanismus des Körpers, was darf hinein und was muss draußen bleiben, geht verloren.

Wir leben im modernen Teufelskreis und drehen uns immer weiter. Wir leben in einer Welt, wo alles möglich ist und wir nur wenig nutzen. Einerseits aus Gewohnheit oder Bequemlichkeit, andererseits aus Unwissenheit. Wir müssen wieder lernen, »gut von böse« zu unterscheiden, und uns tagtäglich aufs Neue für unsere Gesundheit zu entscheiden. Es ist verständlich und auch menschlich, dass man dazu neigt, dem sogenannten Fortschritt zu verfallen und sich das Leben möglichst zu vereinfachen. Es ist bis zu einem bestimmten Punkt normal, dass man hier und da auch mal Genussmittel zu sich nimmt. Mit dem richtigen Maß und der richtigen Vernunft ist das auch vollkommen in Ordnung. Wie schon Paracelsus sagte, ist es die Dosis, die das Gift macht. Das gilt bis zum heutigen Tag. Viele Erkrankungen sind heutzutage eine Folge des Wohlstands, in dem wir leben. Die gute Nachricht ist, dass wir hier eingreifen und aktiv etwas tun können, um unsere Darmgesundheit und damit unseren Gesundheitszustand zu verbessern.

Alte Ernährungsgewohnheiten gegen neuen Lifestyle

Der gute Sonntagsbraten war lange Zeit etwas Besonderes, ebenso wie Marmelade, die auch nicht jeden Tag aufs Brot kam. Meistens war diese Marmelade noch hausgemacht, von selbst geerntetem

Obst. Wenn Sie aus einer ländlichen Gegend stammen, erinnern Sie sich vielleicht noch an die Mahlzeiten mit sauer vergorener Milch und Kartoffeln. Einige von Ihnen hatten vielleicht sogar eine Kuh, ein Schwein und Hühner im Stall, und bewirtschafteten noch einen eigenen Garten, wo Sie Kartoffeln, Kohl und frisches Gemüse angepflanzt haben. Weißkohl wurde in Fässern eingelegt, und über Winter gegoren, als Sauerkraut, gegessen. Das waren gute präbiotische Ernährungsquellen. Auch die Mengen, die konsumiert wurden, haben sich mit den Jahren beträchtlich geändert. Heute leben und konsumieren wir im Überfluss, damals wurde überwiegend gegessen, um den Hunger zu stillen.

Dass weniger manchmal mehr sein kann, wird allein durch diese Aufzählung klar und deutlich. Fortschritt und Modernisierung haben natürlich auch ihre Vorteile, besonders in der Medizin, wo hygienische Verhältnisse sich um Welten verbessert haben, wo Knie- und Hüftprothesen Millionen von Menschen den Rollstuhl ersparen, wo Intensivmedizin täglich lebensrettend sein kann. Auch in unserem täglichen Leben hat die Modernisierung uns den Alltag um ein Vielfaches vereinfacht. Kühlschränke und Gefriertruhen helfen uns, unsere Lebensmittel frisch zu halten, sauberes Wasser erspart uns manchen Magen-Darm-Infekt. Jedoch: Die negativen Auswirkungen der Moderne bekommen wir genauso zu spüren. Grüßte früher täglich das Murmeltier, so beeinflusst uns heutzutage täglich die Werbung. Investieren Unternehmen genug in die Werbung, so erreichen sie früher oder später den Endverbraucher, sprich den Konsumenten, der tatsächlich fleißig konsumiert und den Wohlstand genießt.

Im Gegensatz dazu stehen andere, damit korrelierte Tatsachen, wie, dass Patienten so viele Tabletten wie nie zuvor schlucken und trotz regelmäßigen Gesundheitschecks viele Menschen an Wohlstandserkrankungen sterben, oft sogar in jungen Jahren. Ganze Völker werden durchgeimpft, Millionen leiden an rheumatischen Erkrankungen oder an Herz-Kreislauf-Beschwerden. Die klassische Schulmedizin bemüht sich tagtäglich, diese Symptome so gut wie möglich zu behandeln. Doch was ist mit der Ursache? Wer oder was verursacht all diese Symptome und die Erkrankungen, die dahinterstecken? Welche Rolle spielt unsere Darmgesundheit bei all diesen Erkrankungen und deren Folgen?

Seit Jahrzehnten werden Vorsorgeuntersuchungen angeboten. Doch was ist mit der Prävention, wo fängt Prävention an? Haben Sie schon mal darüber nachgedacht? Sind Sie bereit, Ihre Essgewohnheiten zu ändern, sich täglich hinter den Herd zu stellen und mit frischen und präbiotischen Zutaten ein gesundes Essen zu zaubern? Sind Sie bereit, Ihren Schlafrhythmus zugunsten Ihrer (Darm-)Gesundheit zu hinterfragen? Wir leben in einer Welt mit tausenden Möglichkeiten und haben im wahrsten Sinne des Wortes die Qual der Wahl. Ob das immer von Vorteil ist, hängt von unseren Entscheidungen ab. Vieles können und sollten wir beeinflussen. Wenn wir es nicht tun und uns vom Strom in der Allgemeinheit treiben lassen, dann entstehen mit der Zeit ernsthafte Probleme, auch gesundheitliche.

Autoimmunerkrankungen nehmen zu

So beobachten wir in den Praxen eine stetige Zunahme an Autoimmunerkrankungen, wie beispielsweise Hashimoto, Rheuma, Multiple Sklerose und chronisch entzündliche Darmerkrankungen, dazu zählen Morbus Crohn oder Colitis ulcerosa. Die Tücken der Arthrose dürften vielen in der zweiten Lebenshälfte ein Begriff sein. Diabetes Typ 2 entwickelt sich fast zu einer Volkskrankheit. Krebserkrankungen nehmen erschreckend zu, laut Statistik ist jeder Vierte davon betroffen. Wann glauben Sie, ist es an der Zeit, umzudenken und eine Kehrtwende einzuleiten? Aus Medienberichten wissen wir, dass es Inseln und Länder gibt, wo Menschen in guter Verfassung locker das Alter von 100 Jahren und mehr erreichen. Was ist anders? Die Menschen leben doch im gleichen Jahrhundert wie wir. Und trotzdem scheint man dort zufriedener, mit weniger zufrieden zu sein. Sicherlich wird auf diesen »Inseln der Hundertjährigen« ein anderer Lifestyle gelebt, die Ernährung ist anders als in unseren Breitengraden (zum Beispiel gehören Olivenöl und Bittergurke zur Grundernährung), und vor allem hat man einen anderen Lebens- und Tagesrhythmus. Hetze und Stress sind in diesen Ländern so gut wie nicht an der Tagesordnung, es gilt zu leben und leben zu lassen.

Wie wir wissen, gehen uns durch Stress und falsche oder schlechte Ernährung gute Darmbakterien verloren, dadurch verlieren wir permanent an notwendiger Diversität im Darm, der Boden für Mikroentzündungen wird bereitet. Ein weiteres Problem ist die symptomorientierte medizinische Versorgung, bei der sehr schnell chemische Medikamente verabreicht werden. Ein regelmäßiger Konsum solcher Arzneimittel (beispielsweise Schmerzmittel) öffnet die Darmbarriere und damit die Blut-Hirn-Schranke. Die Blut-Hirn-Schranke ist ebenso wie die Darmbarriere eine Permeabilitätsgrenze. Zellen und die intakte Verbindung von Zellen entscheiden, was aus dem Darm in den Körper und im Gehirn aus dem Blut in das Hirngewebe gelangen soll. Wir gehen hier im Kapitel »Wenn der Darm-Haussegen schief hängt« (ab S. 77) darauf ein. Die Folgen können erheblich sein. Chronische Beschwerden wie Kopf- und Magenschmerzen, Müdigkeit, Erschöpfung oder gar Durchfall oder Verstopfung zählen dazu und stellen die eher weniger schlimmen Folgeerscheinungen dar. Mit zunehmendem Alter sind die sich ergebenen Konsequenzen aus einer erhöhten Permeabilität für die Gesundheit oft sehr viel bedeutsamer. Sollte unser Ziel nicht sein, bei bester (Darm-) Gesundheit ein hohes Alter zu erreichen?

Wenn die Darmbeziehung kriselt

Was bringt meine Bakterien aus dem Gleichgewicht?

Wie wir inzwischen wissen, hängt unsere Darmgesundheit davon ab, ob unsere Darmbakterien in der richtigen Symbiose leben und einen regelmäßigen und guten Austausch untereinander haben. Das wäre das Ideal. Was trägt aber dazu bei, dass unsere Bakterienflora aus dem Gleichgewicht gerät?

Stellen wir die Frage etwas anders. Was bringt Sie denn aus dem Gleichgewicht? Sind das einmalige Stressfaktoren, wie einmal im Jahr unangenehmer Besuch von Verwandten, eine kurze Stressphase, indem Sie Überstunden leisten müssen, weil andere Mitarbeiter gerade in Urlaub sind, die Masernerkrankung Ihres Kindes oder Enkels oder die Hüft-OP Ihres Partners? Sind es diese kurzfristigen Ereignisse, die Sie aus dem Gleichgewicht bringen, Ihnen den Appetit und den Schlaf rauben oder Übergewicht bescheren, und verantwortlich sind für das Entstehen von Fettpölsterchen, grauen Haaren und Falten? Oder sind es diese andauernden Unannehmlichkeiten, wie Multitasking, dauernd online sein müssen, immer zur Verfügung stehen zu müssen, dauernd perfekt funktionieren zu müssen, permanenter Schlafmangel und Ihre alltäglichen Ernährungsgewohnheiten?

Ausnahmen dürfen nicht zur Regel werden

Sie wissen, worauf wir hinauswollen: Hin und wieder mal über die Stränge zu schlagen, richtet keine Dauerschäden an. Ausnahmen dürfen sein, sollten aber Ausnahmen bleiben und auch als solche genossen werden. Situationen jedoch, die über Wochen, Monate oder gar Jahre andauern, sind die Dinge, die auf Dauer unsere Bakterien aus dem Gleichgewicht bringen. Permanente Sorgen, dauernd in Angst leben und dazu die Eile des Alltags bringen unseren Organismus und vor allem unseren Darm schließlich in Dauerstress. Die Konsequenzen davon sind, über kurz oder lang, dass uns gute Darmbakterien verloren gehen und wir an Diversität einbüßen. Außerdem entstehen durch dauernde Überbeanspruchung, sei sie nun körperlicher oder seelischer Natur, eine erhöhte Permeabilität der Darmschleimhäute, aus der als Konsequenz Entzündungen im Körper folgen. Auch die regelmäßige und langfristige Einnahme von chemischen Medikamenten verändert unsere Darmflora, leider nicht zu unseren Gunsten. Ob es sich nun um Statine (gegen erhöhtes Cholesterin) handelt, um PPI (Protonenpumpenhemmer) gegen Magensäuren oder Reflux, um Antibiotika, die viel zu oft viel zu schnell verordnet werden, oder um Cortison. Auch Blutverdünner, die ohne Frage überlebenswichtig sein können, sowie Herz- und Kreislaufmittel wie Betablocker bringen auf Dauer unsere Darmbakterien aus dem Gleichgewicht.

Wir wissen, dass es Phasen im Leben geben kann und wird, wo es Indikationen dafür gibt, dass man über kurz oder lang ein solches Medikament oder einen solchen Medikamentencocktail schlucken muss. Natürlich gilt es als Allererstes, die Vitalfunktionen zu erhalten oder wiederherzustellen. Werden diese besagten chemischen Mittel allerdings über einen langen Zeitraum genommen, so kann es zu Veränderungen oder sogar zu irreparablen Schäden unserer Darmflora kommen. Chemische Medikamente, dazu gehören die beispielhaft oben genannten, beeinflussen das Milieu im Darm. Sie verändern die bakterielle Zusammensetzung, verringern die Schleimhautschicht und führen von daher auch langfristig zu Veränderungen der Flora.

Vorsicht ist die Mutter der Porzellankiste und Prävention die beste Gesundheitsvorsorge. Unser Ziel sollte auch zu Ihrem Ziel werden, nämlich, rechtzeitig etwas für Ihre Darmgesundheit und damit für Ihre Gesundheit zu tun.

Wir empfehlen auch denjenigen Patienten, die ihrer Meinung nach keine Darmprobleme haben, mindestens zweimal im Jahr eine Darmkur zu machen. Wie diese Kur abläuft und was Sie dabei beachten müssen, erfahren Sie im Kapitel »Den Darm ins Gleichgewicht bringen« (ab S. 169).

Den Patienten, die es, aus welchen Gründen auch immer, verpasst haben, rechtzeitig präventive Maßnahmen zu ergreifen, empfehlen wir eine sogenannte Begleitkur, um entstandene Schäden zu reparieren oder weitere Schäden zu vermeiden. Es ist wichtig zu wissen, dass es sich zu jedem Zeitpunkt lohnt, aktiv zu werden und Maßnahmen zu ergreifen, die Ihre Darmflora und -gesundheit wieder ins Gleichgewicht bringen.

Umgang mit den Ausnahmen

Schichtarbeit bringt nicht nur so manches Organ aus dem Gleichgewicht, sondern oft auch den Schlaf-wach-Rhythmus. Dies hat wiederum zur Konsequenz, dass die Darmbakterien aus dem Gleichgewicht geraten. Epileptiker oder Diabetiker können beispielsweise erhebliche Schwierigkeiten haben, einer Schichtarbeit ohne weitere gesundheitliche Probleme nachzugehen. Auch Hormonpräparate, ob in Form von Verhütungsmitteln oder zum »Beheben« klimakterischer Beschwerden, können die Symbiose der Darmbakterien stören. Ein erhöhter Nikotinkonsum wird der Darmgesundheit auch nicht gerade dienlich sein. Und nur am Rande: Patienten mit chronisch entzündlichen Darmerkrankungen sollten unbedingt auf das Rauchen verzichten. Wir wissen, dass das nicht immer einfach umsetzbar ist. Hier können Raucher jedoch auf Hilfsmethoden wie Hypnose oder Akupunktur zurückgreifen.

Kommen wir zu einer weiteren beliebten »Maßnahme«: Gebrauch von Abführmitteln. Diese können als Nebenwirkung nicht nur Verstopfung verursachen, sondern auch die Darmflora aus dem Gleichgewicht bringen. Ein steter Gebrauch an Abführmitteln reduziert die Schleimhautschicht und nimmt damit den Bakterien die Besiedelungsgrundlage. Für Verstopfung gibt es einen Grund, sprich eine Ursache. Diese Ursache sollte gesucht, gefunden und behoben werden. Dies gilt auch für diejenigen Leser, die schon über Jahre oder Jahrzehnte Abführmittel einnehmen. Oft liegt der Grund der Verstopfung in einer schlechten Zusammensetzung der Darmbakterien. Wir haben dabei immer unsere Prämisse im Blick, Zusammenhänge zu erkennen und in der Therapie aufzugreifen. So spielt auch unsere Zahngesundheit oder besser gesagt, der Zustand unserer Zähne, eine erhebliche Rolle, was unseren Gesundheitszustand anbelangt: Die Mundflora gehört zu unserem oralen Mikrobiom. Haben wir von Karies befallene Zähne oder entzündetes Zahnfleisch oder gar schon eine Parodontitis, so ist unser orales Mikrobiom aus dem Gleichgewicht geraten, was wiederum einen Einfluss auf unsere Darmflora hat. Jedoch ist häufig schon Jahre vor dem Auftreten der Probleme im Mundraum das Gleichgewicht im Darm gestört. Patienten, deren orales Mikrobiom im Ungleichgewicht ist, empfehlen wir demnach, das ursächliche Problem, Ihren Darm, zu sanieren.

Wann merke ich, dass mein Darm nicht in Ordnung ist?

Viele unserer Patienten denken anfangs, sie hätten mit dem Darm und dessen Gesundheit keine Probleme. Festgemacht haben sie dies allein am Merkmal, täglich oder regelmäßig zu Stuhl zu gehen. Einige dachten, es sei alles in bester Ordnung, da sie mehrmals täglich Stuhlgang haben, andere fanden es normal, nur einmal pro Woche zu Stuhl zu gehen, da sie es nie anders gekannt haben. Schauen wir genauer.

Es gibt Merkmale und Beschwerden, die wir automatisch in die Kategorie »Darm« einordnen. Dies sind u.a. Durchfall, Verstopfung, Bauchschmerzen, Blähungen, aufgetriebener Bauch, veränderter Stuhl (Farbe, Blutauflagerung, anders geformt) oder veränderte Stuhlfrequenz. Sollten Sie eine oder mehrere dieser Beschwerden haben, ist natürlich erst mal davon auszugehen, dass mit Ihrem Darm etwas nicht in Ordnung ist. Ein Stuhl mit Blutauflagerungen oder auffällig anderer Farbe ist bereits ein Zeichen. Wenn Sie einen Stapel Zeitschriften auf der Toilette liegen haben, deren Umfang sie lesend auf der Toilettensitzung bewältigen, dann ist auch das auffällig. In diesem Fall müssen Sie vielleicht lange drücken und pressen. Auch das ist nicht in Ordnung –

Stuhlgang sollte unproblematisch sein! Unproblematisch heißt, Sie haben den Drang, auf die Toilette zu gehen, setzen sich, der Stuhl kommt, Sie brauchen nur zwei bis drei Blätter Toilettenpapier. Einfach gesagt, könnte man einen Stuhlgang wie folgt beschreiben: Wenn Sie kein Toilettenpapier brauchen, funktioniert ihr Darm eher gut, oder andersherum, je mehr Toilettenpapier Sie benutzen müssen, umso mehr Probleme hat Ihr Darm. Und nun mal Hand aufs Herz: Wie viel Papier benutzen Sie nach dem Stuhlgang? Ist Ihre Toilette nachher verschmiert, oder sieht sie eher so aus, »als sei nichts gewesen«? Dieses Kriterium ist zwar wichtig, sagt aber nicht genug über Ihre Darmgesundheit aus. Es gibt viele andere Merkmale und Zusammenhänge, die man als Betroffener oder als Laie nicht gleich in Zusammenhang mit der eigenen Darmgesundheit bringt, aber auf eine mangelnde Darmgesundheit hinweisen.

Beschwerden/Symptome, die auf eine mangelnde Darmgesundheit hinweisen können

- chronische Kopfschmerzen
- rezidivierende Infekte
- Konzentrationsprobleme
- Depressionen
- Hauterkrankungen
- Diabetes
- Eisenmangel
- Allergien
- Asthma
- Schlaflosigkeit
- Gewichtszunahme oder Gewichtsverlust
- rheumatische Schübe
- Gelenkschmerzen
- rezidivierende Blasenentzündungen
- unerfüllter Kinderwunsch

Hätten Sie die oben aufgezählten Symptome in direkter Verbindung mit Ihrer Darmgesundheit gesehen? Oder andersherum gefragt: Sieht Ihr Arzt einen Zusammenhang zwischen solchen Beschwerden und Ihrem Mikrobiom? War diesbezüglich in der Vergangenheit und im Laufe Ihrer Beschwerde-Odyssee schon mal die Rede von einem Stuhllabor oder einer Darmsanierung? Hat man versucht, Ihnen zu erklären, dass Sie womöglich depressiv oder einbildungskrank sind, hat man Sie womöglich mit Schmerzmitteln versorgt, oder hat man Sie – positiverweise – auf Ihre Darmgesundheit und Ihre Stuhlgewohnheiten angesprochen?

Der Darm macht den Anfang

Hippokrates, Urvater der Medizin, sagte einst: »Alle Krankheiten beginnen im Darm.« Heute wissen wir nicht nur, dass Hippokrates recht hatte, sondern auch, dass diese Aussage von elementarer Bedeutung ist und wir eigentlich nicht früh genug damit beginnen können, uns um unsere Darmgesundheit und das damit verbundene Wohlbefinden zu kümmern. Spätestens in der zweiten Lebenshälfte sollten wir uns zum Ziel setzen, unsere Gesundheit und besonders den Darm in den Mittelpunkt zu stellen und unseren Stuhlgang nicht nur als ein Ausscheidungsprodukt zu betrachten, das wir schnellstmöglich die Toilette runterspülen.

Doch zurück zu unserer Anfangsfrage: Wann merke ich, Toilettenpapierkonsum ausgenommen, dass der Darm nicht in Ordnung ist? Grob und auch überspitzt gesagt, merken Sie das bei jedem Symptom, das Ihnen das Gefühl gibt, dass mit Ihnen und Ihrem Organismus etwas nicht stimmt oder irgendetwas verändert ist. Sie merken es außerdem, wenn die von Ihnen angestrebte Therapie nicht den gewünschten Erfolg bringt. Auch unerklärliche Müdigkeit, Erschöpfung und undefinierbares Unwohlsein, Chaos in Ihrer Gefühlswelt, Desinteresse an Ihrem Leben und Ihrem Alltag oder das Gefühl »Watte im Kopf« und »Pudding in den Beinen zu haben«, können auf eine Unstimmigkeit im Darm oder besser gesagt, dessen Bewohner hinweisen. Plötzlich auftretender Haarausfall oder brüchige Nägel sowie fahle, trockene Haut, Ekzeme, Juckreiz, Akne und Cellulite können auf ein Malabsorbtionsproblem hinweisen. Parodontose und schlechte Zahngesundheit zeigen auf ein verändertes orales Mikrobiom und meistens auch auf ein Ungleichgewicht in unserer Darmflora hin. Ebenso ein verändertes Ess- oder Appetitverhalten wie Lust auf Süßes, können auf eine Fehlbesiedelung des Mikrobioms hinzeigen.

Vielleicht fragen Sie sich, welche Rolle hier das Alter eigentlich spielt. Leider ist niemand von diesem Problem ausgenommen, und schon Babys, Kinder und Jugendliche sowie junge Erwachsene und Erwachsene mittleren Alters können von einer schlechten Darmgesundheit betroffen sein. In der zweiten Lebenshälfte kommt es jedoch besonders häufig vor, dass diffuse Beschwerdebilder auftreten, die nur schwer einzuordnen und nicht wirklich griffig sind. Oftmals herrscht hier das Problem vor, dass eben der Darm und seine Bewohner nicht mehr im Bestzustand sind. Natürlich gilt es, zunächst alles differentialdiagnostisch abzuklären. Hierzu gehören die ausführliche Anamnese, die körperliche Untersuchung, die Blutuntersuchung und eventuell noch bildgebende Verfahren. Ist dies alles o. B. (ohne Befund), sollte man über ein Stuhllabor nachdenken. Entsprechende Laborergebnisse geben wertvolle Hinweise über die Situation im Darm und sind eine wichtige Voraussetzung für einen sinnvollen Behandlungsansatz.

Was passiert, wenn nicht eingegriffen wird?

Unser Mikrobiom ist ein komplexes System, welches nicht so schnell aus dem Gleichgewicht zu bringen ist. Es kompensiert tagtäglich Unmengen an Einflussfaktoren. Hierzu zählen u. a. Medikamente, insbesondere Antibiotika oder mit Pestiziden oder Schwermetallen belastetes Essen. Gute Darmbakterien verlieren dennoch irgendwann den Kampf gegen andere Einflüsse, die negativen Faktoren überwiegen, es kommt zu einem Ungleichgewicht, der Zustand der Symbiose wird gestört. Es stellt sich die sogenannte Dysbiose ein.

Eine Dysbiose kann ganz verschiedene Kennzeichen aufweisen. Allen Kennzeichen gemein ist, dass die kommensale (physiologische normale) Bakterienflora sowohl an qualitativer Kraft als auch an Menge verloren hat. Es konnten sich Candidapilze verbreiten und pathogene Bakterien, dazu zählen beispielsweise Hämophilus, Klebsiellen und Enterobacter Species. Vielleicht haben auch Parasiten einen Raum im Mikrobiom gefunden.

Eine Dysbiose kann lange, bis zu mehrere Jahre unentdeckt bestehen. Ein Mikrobiom, in dem dieses Ungleichgewicht herrscht, versucht sich immer wieder neu zu organisieren. Sie spüren dies mit den typischen Beschwerden von Blähungen, Winden, die immer wieder abgehen, Unregelmäßigkeiten in der Stuhlfrequenz und der Konsistenz des Stuhlgangs. Das kann so über einen langen Zeitraum gehen. Bis zu dem Moment, an dem ein oder mehrere einschneidende Events sich überlagern. Ein Magen-Darm-Infekt, eine Antibiotikaeinnahme, schlichtweg auch die Tatsache, dass das alternde Mikrobiom an Diversität verloren hat. Und dieser Tatsache entkommt niemand – je älter wir werden, umso mehr verlieren wir an Diversität. Eine immer geringer werdende Diversität potenziert das in sich bestehende Ungleichgewicht. Bis zu dem Punkt, an dem das bestehende Ungleichgewicht nicht mehr ausbalanciert werden kann. Das System kippt langsam um: Die Bakterien reagieren und melden eine Entzündung.

Immer wieder sind es die gleichen Mechanismen, die den Körper motivieren, ins Gleichgewicht zu kommen. Ist die Darmflora nicht im Gleichgewicht, hat auch hier der Körper nur eine einzige Motivation: überleben! So reagieren die Bakterien sensibel und vermitteln dem Organismus eine Entzündungsreaktion. Der Körper will auf sich aufmerksam machen! Immer weniger Bakterien erfüllen ihre Arbeit. Insbesondere die Bakteriengattungen, welche die Schleimschicht aufrechterhalten, sie abbauen, recyceln und wieder neu aufbauen, werden geschädigt und ziehen sich zurück.

Die Schleimschicht wird angegriffen. Neben der Dysbiose ist nun eine deutliche angegriffene Schleimhautbarriere existent. Die Stabilität der Epithelschicht droht zu kippen. Sie ist jedoch die letzte Barriere in Richtung Körperinneres. Diese so feine und kontrollierte permeable Membran im Darm wird mehr und mehr strapaziert. Irgendwann kann die physiologische Permeabilität nicht mehr aufrechterhalten werden, das System kollabiert.

Die Durchlässigkeit der Darmschleimhaut

Zum besseren Verständnis kurz ein Abstecher zur permeablen Membran im Darm: Wie bei einer Schleuse funktioniert der Einlass in das Blut nach einem äußerst kontrollierten Mechanismus. Das Öffnen der Schleuse erfolgt nur dann, wenn Mikronährstoffe in das Blut aufgenommen werden sollen. Dieser Mechanismus gleicht tatsächlich einem Wunder. Immer wieder werden Substanzen an der Darmwand toleriert, in das Blut gelassen, wenn Sie benötigt werden, andere werden abgewehrt, wenn Sie dem Körper schaden könnten. Jedoch: Wird diese Barriere mehr und mehr durch die vermittelte Entzündungssituation der Bakterien angegriffen, gerät dieser kontrollierte Mechanismus außer Kontrolle. Es ist, als würde der Schleusenwärter seinen Job nicht mehr machen (können), die Schleusentore stehen kontinuierlich auf – ein unkontrollierter Rausch in die Blutbahn beginnt. Das Chaos nimmt seinen Lauf. Das Problem ist, dass man als Betroffener diese Situation gar nicht unbedingt spürt. Es gibt keine Schmerzen, es tut nicht weh, es gibt keinen Leidensdruck. Dennoch – der beschriebene Zustand ist der Ausgangspunkt einer förmlichen Entgleisung des Organismus. Hier beginnen Krankheiten zu entstehen. Vielleicht nehmen Sie lediglich Beschwerden oder Symptome war, wie wir Sie im Kapitel »Wann merke ich, dass mein Darm nicht in Ordnung ist?« aufgeführt haben. Ganz ehrlich: Denken Sie dabei dann an Ihren Darm?

Das »Leaky-Gut-Syndrom«

Gerade die als typisch bezeichneten Erkrankungen des Alters haben immer eine Geschichte. Sie entstehen nicht von heute auf morgen, sondern werden irgendwann bemerkt, ihre Entstehung aber liegt oft Jahre zurück. In der Medizin hat die Situation, bei der die Schleusentore offen stehen, einen Namen: Es ist das »Leaky-Gut-Syndrom«. Übersetzt heißt dies »Syndrom des durchlässigen Darms«, der Darm ist löchrig.

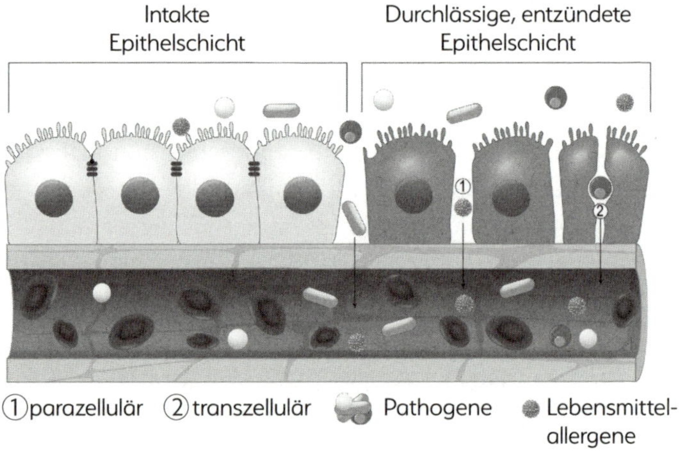

Darmbarriere – gesund und geschädigt – im Vergleich

Durchlässig bedeutet, dass die einzellige Epithelschicht nicht mehr intakt ist, ihre Verbindungen gelöst sind, und dies ermöglicht den unkontrollierten Übergang aller Stoffe aus dem Darm in das Blut. Dieses Durcheinander, dieses »Anders als vorgesehen« führt dazu, dass der Körper nach Maßnahmen zur Kompensation sucht. Ein Kompensationsversuch heißt im biochemischen Sinne das Einleiten einer Entzündung. Was der Körper nicht möchte, wird er versuchen zu eliminieren – er möchte es »wegentzünden«. Denn eine Entzündung ist grundsätzlich positiv zu bewerten. Wenn der Organismus eine Entzündung einleitet, möchte er folglich einen Heilungsprozess einleiten. Die Entzündung wird initiiert, aufrechterhalten und beendet, bis die Abwehrzellen ihre

Arbeit geleistet haben. Im Falle der geöffneten Darmbarriere wird der Körper ebenso eine Entzündung initiieren. Unsere Darmoberfläche von 400 bis 500 qm entspricht bei einem »Leaky-Gut-Syndrom« nicht dem physiologischen Zustand, die Entzündung ist demnach eine logische Konsequenz des Organismus. Wenn hier nicht interveniert wird, hat dies entscheidende Konsequenzen und Folgen für den gesamten Organismus. Eine erhöhte Permeabilität des Darmes gilt als stille Entzündung im Körper. Für diesen Vorgang bzw. diesen Status gibt es mehrere synonym verwendete Begriffe: Silent Inflammation oder Low-Grade-Inflammation. Der letztere Begriff trifft das Problem noch genauer, denn eine Entzündung auf geringer Stufe heißt, dass nichts geschwollen ist, nichts wehtut, nichts schmerzt, es ist mit bloßem Auge nichts zu sehen. Und dennoch wirkt diese Entzündung, wenn auch sehr versteckt und zeigt sich oft erst Jahre später.

Stellen Sie sich dies wie folgt vor: Da die Bakterienbesiedelung nicht mehr im Gleichgewicht ist, gibt es mehr und mehr schädigende, pathogene Bakterien. Da Bakterien einen eigenen Stoffwechsel betreiben, produzieren pathogene Bakterien toxische Stoffwechselprodukte. Sie bemerken dies unter Umständen durch übel riechende Gase. Diese Gase werden ebenso in das Blut aufgenommen und in den Kreislauf geschleust, wie die zu resorbierenden Nährstoffe aus unserer Nahrung.

Alles, was an der Darmwand in das Blut aufgenommen wird, erreicht als erste Station nach dem Darm die Leber. Die Leber wird mehr und mehr belastet. Irgendwann sind auch deren Kapazitäten erschöpft, das Organ kann nicht mehr entgiften, die Giftstoffe werden weitergegeben und erreichen durch das Blut das Gehirn. Das Gehirn ist diesen Giften nun ausgesetzt. Hier kommt ein weiterer Faktor hinzu: Die beschriebene Barriere vom Darm in Richtung Bauchraum gibt es in ähnlicher Beschaffenheit auch im Gehirn, die bereits erwähnte Blut-Hirn-Schranke. Die Blut-Hirn-Schranke ist keine eigene morphologische Struktur, sie entsteht durch eine spezifische Gefäßwand. Separate Zellen bilden an dieser Wand die beschriebene Membran. Ähnlich wie bei der Darmbarriere sind die Zellen der Blut-Hirn-Schranke durch »tight junctions«, den festen Verbindungen, miteinander in Kontakt. Heute weiß man, dass der Kontakt zwischen den einzelnen Zellen der Blut-Hirn-Schranke nicht mehr existent ist, wenn die Darmbarriere erhöht durchlässig ist. Ein »Leaky-Gut-Syndrom« hat ein »Leaky-Brain-Syndrom« zur Folge. Die Giftstoffe gelangen aus dem Blut zum Gehirn. Hier vollzieht sich nun derselbe Prozess an der Darmwand. Der Körper reagiert auf die durchbrochene Barriere mit dem Wunsch nach Ausgleich – durch eine Entzündung.

Mikroentzündungen können verheerende Folgen haben

Der Entzündungsprozess greift auf das Gehirn über. Es kommt zu Mikroentzündungen, in der Medizin als Neuroinflammation bezeichnet. Migräne, psychische und psychiatrische Erkrankungen können hier ihre Ursache haben. Entscheidend ist in diesem Zusammenhang auch, dass der Grundstein für die Entstehung von neurodegenerativen Erkrankungen, die häufig im Alter auftreten (Demenz oder Parkinson) damit gelegt wird. Nicht sofort muss es mit einem eigenständigen Krankheitsbild einhergehen, möglicherweise sind es zu Beginn Symptome, die langsam auftreten, gegebenenfalls auch schleichend zunehmen: Verstimmungen, Verhaltensänderungen, die man immer mit aktuellen Lebenssituationen rechtfertigen kann, Konzentrationsschwierigkeiten, Ängste, Paniken, vielleicht ein gefühlt »schwaches Nervenkostüm« und erhöhte Reizbarkeit.

Eine stille Entzündung, die ihren Beginn an der Darmwand hat, ist mittels Labordiagnostik nachweisbar, ein mögliches »Leaky-Gut-Syndrom« wird über eine Stuhlprobe diagnostiziert. Darüber hinaus gibt es mehrere Laborparameter, die sich im Blut zeigen, hierzu zählen entzündungsfördernde Immunbotenstoffe, auch als Interleukine bezeichnet. In diese Gruppen fallen zum Beispiel Interleukin (IL) 8, IL 6, TNF alpha, eine erhöhte hochsensitive CRP (C-reaktives Protein) und gegebenenfalls eine erhöhte CRP. Standardmäßig werden diese Parameter meistens ohnehin nicht in den klassischen Blutkontrollen erfasst.

Ein »Leaky-Gut-Syndrom« macht sich vor allem über Symptome oder Beschwerden bemerkbar. An erster Stelle stehen hier die Nahrungsmittelunverträglichkeiten. Es leuchtet ein, dass ein gereizter Darm sehr viel intensiver auf Lebensmittel reagiert als ein unauffälliger Darm. Zudem gelangen bei einem »Leaky-Gut-Syndrom« Moleküle in das Blut, die dort nicht hingehören. Auch hier reagiert der Körper mit einer Entzündung als Versuch einer Abwehr. Verstärkt auftretende Allergien oder Unverträglichkeiten sind eine logische Folge davon. Die Betrachtung der Ernährung ist ein absolutes Muss, wenn wir uns mit dem Darm beschäftigen, von daher wird dieser Thematik ein separates Kapitel im Verlauf des Buches gewidmet (s. S. 169).

Wie zeigt sich ein »Leaky-Gut-Syndrom«?

Ein viel entscheidender und tückischer Weg, wie sich ein »Leaky-Gut-Syndrom« bemerkbar macht, ist über den »Mangel« – ein Mangel an Mikronährstoffen, wie Mineralien, Vitaminen und Aminosäuren. Auch das geschieht nicht von heute auf morgen, sondern ist ein schleichender Prozess. Bevor ein für den Körper wichtiger Nährstoff nicht mehr zur Verfügung steht, wird er im Verlauf der Zeit immer weniger werden, der Körper raubt erst die vorhandenen Speicher aus, bis ein nachweisbarer Mangel festgestellt werden kann. Der Mangel ergibt sich aus der verminderten Resorption der für den Körper wichtigen Mikronährstoffe. Aus der Praxis können wir sagen, dass dies ein häufiger Weg ist, wie ein »Leaky-Gut-Syndrom« ursächlich erkannt wird.

In der Praxis ist eine Analyse im Vollblut von Mineralien, Aminosäuren und Vitaminen Bestandteil der Laboruntersuchungen, die eingangs erfolgen sollten, wenn Sie nach einer unterstützenden Behandlung fragen. Können bestimmte Nährstoffe im Mangel nachgewiesen werden, liegt es auf der Hand nachzuforschen, worin die Ursache liegt. Natürlich gibt es Lebensphasen, in denen mehr Nährstoffe verbraucht werden, aber der viel größere Anteil an Patienten hat Resorptionsstörungen an der Darmwand infolge eines »Leaky-Gut-Syndroms«. Die Behandlung des Syndroms hat dann Priorität, wenn viele andere Maßnahmen sinnlos oder nicht zielführend sind. Nahrungsergänzungsmittel machen in diesem Stadium wenig Sinn, denn ihre Substanzen werden vermutlich in zu geringen Dosen resorbiert. Der Regeneration der Darmbarriere sollte im ersten Schritt die volle Beachtung geschenkt werden.

Folgende Bestandteile können bei einem »Leaky-Gut-Syndrom« in den Körper eindringen:

- Bakterien
- bakterielle Endotoxine
- toxische Metalle: Quecksilber, Blei, Aluminium, Arsen u. a.
- Fäulnisprodukte
- Gärungsalkohole
- große Lebensmittelmoleküle (allergieauslösend)
- künstliche Nahrungsbestandteile (Emulgatoren)
- chemische Zusätze (Pestizide, Insektizide)

In der Folge gibt es einen weiteren entscheidenden Mangel, den wir hier hervorheben möchten: den Serotoninmangel. Wir erwähnen das Serotonin, weil ihm eine besondere und vor allem ganz vielfältige Funktion zugeschrieben wird. Serotonin gilt als multifunktionelles Hormon im Organismus. Bekannt ist es meist als Botenstoff im zentralen Nervensystem, dessen Aufgabe es ist, für gute Stimmung und ein Glücksgefühl zu sorgen. Im Zusammenspiel mit Adrenalin und Dopamin hebt es die Stimmung und beeinflusst die Motivation. Serotonin hat einen großen Anteil an der Darmperistaltik, der Darmmotilität. Damit beeinflusst es die Transitzeit des Nahrungsbreis, was sich in einer Beschleunigung oder Verlangsamung des Stuhlgangs zeigen kann. Der Botenstoff wird aus der Aminosäure Tryptophan hergestellt. Über einen Zwei-Stufen-Prozess wird Tryptophan mittels Co-Faktoren, im Wesentlichen Vitamin B3, B6, D3, Folsäure und Magnesium, zu Serotonin umgebaut. Dies ist insbesondere für die zweite Lebenshälfte von entscheidender Bedeutung, da der Anteil an Serotonin auch verantwortlich für die Aufnahme von Nährstoffen im Darm ist. Aus Serotonin wird in einem nachfolgenden Schritt Melatonin hergestellt, das Schlafhormon. Ein Mangel an Serotonin hat häufig einen Mangel an Melatonin zur Folge. Serotonin wirkt entspannend und antidepressiv. Darüber hinaus ist es an der Regulierung des Sättigungsempfindens, der Darmmobilität und der Schmerzempfindlichkeit beteiligt.

Ein Serotoninmangel kann sich an folgenden Faktoren zeigen:

- Verdauungsstörungen
- Ängste
- Nervosität
- Antriebslosigkeit
- Verstimmungen, Depressionen
- Gestörtes Schmerzempfinden
- Erschöpfung
- Essstörungen
- Konzentrationsschwierigkeiten
- Migräne
- Schlafstörungen

Ebenso gibt ein Mangel an B-Vitaminen häufig einen Hinweis auf eine Störung des Verdauungstraktes. Wir sind anfangs bei den Aufgaben des Darmes bereits darauf eingegangen, der Vollständigkeit halber und aufgrund der herausragenden Bedeutung der B-Vitamine für den älteren Menschen, sei es hier erneut erwähnt. Die Gruppe der B-Vitamine wird im Darmtrakt synthetisiert. Der Intrinsic-Faktor aus dem Magen entscheidet, ob Vitamin B12 im terminalen Abschnitt des Dünndarms aufgenommen wird. Bei einem »Leaky-Gut-Syndrom« ist die grundsätzliche Resorptionsquote eingeschränkt, denn auch Bakterien, die an der Synthese des Vitamin-B-Stoffwechsels beteiligt sind, fehlen und können ihrer Aufgabe nicht nachgehen.

Welche Nachbar-Ökosysteme sind für meine Gesundheit noch wichtig?

Der Mensch ist mehr als die Summe des Ganzen, und die Summe seiner Organe unterliegt, genauso wie jedes Lebewesen hier auf Erden, dem komplexen Ökosystem, in dem eine Artenvielfalt vorhanden und erwünscht ist. Je mehr die diversen Ökosysteme, die Teile des Ganzen sind, sich untereinander austauschen und unterstützen, umso größer sind die Chancen auf eine gute, beständige Gesundheit.

Heutzutage, nachdem die Berliner Mauer gefallen ist und europaweit viele Grenzen sich geöffnet haben, ist es teils schwer, sich vorzustellen, wie es vor einigen Jahrzehnten noch war, wenn man für eine Reise außerhalb der eigenen Grenzen auf der Bank Fremdwährungen einkaufen musste. Es war ein Abenteuer, in ein fremdes Land oder nahe liegendes Nachbarland zu reisen, sich dort die Sitten und Gebräuche anzusehen und dieses oder jenes regionale Produkt zu kaufen, das ganz oft bei der Rückkehr dann noch verzollt werden musste. Und komischerweise hat es zu Hause nur halb so gut geschmeckt wie dort, wo man es ursprünglich kennengelernt, probiert und gekauft hat. Aber auch innerhalb Deutschlands gab und gibt es immer noch, je nach Bundesland, verschiedene Sitten und Gebräuche. So sind sämtliche Bundesländer wohl unter deutscher Flagge geführt, und doch gibt es sowohl landschaftlich wie auch wirtschaftlich, und traditionell viele unterschiedliche Gebräuche.

Jedes Bundesland ist individuell und einzigartig, und gemeinsam bilden alle zusammen Deutschland. Ostsee, Nordsee, Alpen, Berge, Seen, Industriegebiete, Einkaufsviertel, Großstädte, Dörfer, Bauernhöfe, Kindergärten, Schulen, Gaststätten, Biomärkte – alles hat seinen Sinn, seine Aufgabe und seine Berechtigung. Gemeinsam mit vielen anderen bilden sie das (Öko-)System, das es uns hier auf der Erde ermöglicht zu leben, uns fortzupflanzen und zu gedeihen. Dies wiederum gilt für Menschen, Tiere und Pflanzen, sprich für sämtliche Lebewesen.

Artenvielfalt als Prinzip

Auch wenn wir in diesem Buch überwiegend über das menschliche Mikrobiom reden, wollen wir doch nicht außer Acht lassen, dass der Mensch nicht das einzige Lebewesen auf Erden und im Kosmos ist. Allein die Artenvielfalt im Meer ist gewaltig, die auf Äckern, Wiesen, Fluren und Feldern ebenso, und es gibt noch so vieles im Kosmos, was weder entdeckt noch erforscht ist.

Wie in jedem System, hat auch jeder »Teilhaber« oder »Teilnehmer« seine bestimmte Aufgabe zu erfüllen, damit das System als solches funktioniert. Kleine Abweichungen werden erstmals nicht oder sehr spät bemerkt, und oft ist es dann so, dass daraus schon eine Kette von Reaktionen entstanden ist, die gar nicht mehr so einfach umzukehren ist.

Die Lebensbahnen können in sehr unterschiedliche Richtungen gehen, die wir grob als vorteilhaft und nachteilhaft bezeichnen wollen. So kann jemand eine großartige Idee entwickeln und fleißig bei der Arbeit sein. Viele können davon profitieren. Nehmen wir zum Beispiel die Bienen, die munter ihren Honig herstellen, der auf vielen Ebenen nutzt. So können Händler ihn verkaufen und Konsumenten ihn verzehren. Indirekt sind an diesem Honig aber nicht nur die Bienen beteiligt, sondern auch die Pflanzen, Blumen und Bäume. Das Endprodukt Honig wird meistens wiederum in Gefäße gefüllt, die industriell hergestellt werden. Einmal leer gegessen, werden sie entweder weggeworfen oder gespült und wiederverwendet. Wird der Honig nun verzehrt, so wird er, je nachdem, verschiedene Wirkungen erzielen, die man als günstig oder ungünstig je nach Ausgangspunkt oder Lage bezeichnen kann. Dem Diabetiker wird er vielleicht aus der Unterzuckerung helfen, dem Kind zu einem besseren Immunsystem, der Frau in den Wechseljahren zu einer Gewichtszunahme, dem sich im Stimmbruch befindenden Jugendlichen zu einem besseren Sprachgefühl, dem an Grippe erkrankten Mann zu weniger Halsschmerzen, dem Bäcker wird er manches Kuchenrezept verfeinern können, dem Tee wird er einen anderen Geschmack verleihen, und für manch einen wird er das Gefühl von »schmeckt gar nicht« hinterlassen.

Resultate und Endprodukte aus dem Ökosystem sind also grundverschieden. Damit all dies entstehen und passieren kann, wurden viele Teil-Ökosysteme benutzt und in Bewegung gesetzt, die sich meistens unterstützen, indem jeder sein Quäntchen Wissen und Tun dazu beiträgt. Ob Mensch, Tier oder Pflanze, jeder und jede erfüllt seine und ihre spezielle Aufgabe, oft sogar, ohne groß darüber nachzudenken, was dies für alle anderen bedeutet. Im Grunde sind wir alle Diener, wir dienen dem Ökosystem und bilden bestenfalls zusammen eine Symbiose. Sollten wir aus irgendeinem Grund irgendwann in die Dysbiose geraten sein, so sollten unser Ziel und unser Interesse unbedingt dahin gehen, dass wir so schnell wie möglich wieder eine Symbiose bilden. So gibt es auch sonst im Leben viele verschiedene Nachbarschaften, zum Beispiel in Wohngebieten, wo zwar fast jeder seine Räumlichkeiten individuell gestaltet hat, und doch alle die gleichen Mülltonnen besitzen, das gleiche Leitungswasser nutzen, Strom zwar vielleicht von verschiedenen Anbietern beziehen, aber mit dem gleichen Ziel, nämlich dem, sämtliche Vorteile der Elektrizität nutzen zu können. Müll, welches ein Abfallprodukt ist, gehört genauso zu unserem Ökosystem wie Wasser und Strom.

Den Blick öffnen

Die gleichen Regeln gelten bei Kot, Darmbakterien und Stoffwechselprodukten. Damit dieser Regelkreis funktioniert, muss des Öfteren auch auf Nachbar-Ökosysteme zurückgegriffen werden. Dies ist besonders wichtig, wenn es um die Anamnese und die Ursachenfindung in einem Krankheitsfall geht. Letztendlich kann man ein Problem (definitiv) nur beheben, wenn man im Kern, sprich an der Ursache, ansetzt. Hier ist es von Vorteil, wenn Therapeuten über den Tellerrand schauen und sich der Funktionen und Aufgaben der Nachbarorgane und der Nachbar-Ökosysteme bewusst sind. Aber auch oder gerade bei der Therapie und jedem therapeutischen Ansatz gilt es, dies zu berücksichtigen und in die Therapie miteinzubeziehen. Schmecken, Fühlen, Hören, Riechen werden durch Nachbar-Ökosysteme versorgt und gesteuert und sind für unser Leben und unsere Lebensqualität von großer Bedeutung. Jedes dieser einzelnen Systeme hat wiederum eine Verbindung und Beziehung zu unserem Mikrobiom. Überall dort, wo Schleimhäute vorhanden sind und die Organe auskleiden, gibt es Leben, aber gleichzeitig auch ein Terrain, auf dem Bakterien oder Viren sich anheften und ihren Unfug treiben können. Würden Sie zum Beispiel rezidivierende Nasennebenhöhleninfekte, zu denen auch dumpfe Kopfschmerzen gehören, mit einem Ungleichgewicht Ihrer Darmflora in Verbindung bringen? Ein solcher Nasennebenhöhleninfekt bedeutet nicht nur, dass Sie wahrscheinlich nicht nur »die Nase voll haben«, sondern auch, dass Ihr Körper sich mit dem Entgiften schwertut. Er bedeutet aber vor allem, dass Sie sich unbedingt um Ihre Darmgesundheit kümmern sollten. Hier sollten Sie abklären lassen, ob Sie eventuell ein »Leaky-Gut-Syndrom« haben, oder womöglich ein Ungleichgewicht in der Besiedelung Ihrer Darmbakterienkolonie. Ohne der Ursache auf den Grund zu gehen und diese wieder ins Gleichgewicht zu bringen, wird jeder Behandlungsansatz nur einen kurzfristigen Erfolg verzeichnen, das nächste Rezidiv wird nicht lange auf sich warten lassen. Vertrauen Sie sich einem fähigen Therapeuten an und erzählen Sie anlässlich des anamnestischen Gesprächs jedes Detail. Es gibt kein Symptom oder Gefühl, und sei es in Ihren Augen auch noch so unwichtig, was nicht erwähnenswert wäre. Oder andersherum ausgedrückt: Dort, wo es juckt, muss der Floh nicht unbedingt sitzen.

Thema Haut und Zahn

Kommen wir zur Haut, eines unserer größten Organe, welches uns umkleidet, wie ein schöner Mantel umhüllt und schützt und uns bestenfalls sogar (er)strahlen lässt. Leider bietet diese Hülle aber auch eine große Angriffsfläche für schädigende Erreger wie Viren oder Bakterien. Ein gesundes Maß an Hygiene sollte und muss natürlich sein, aber übertriebene Hygiene, wie mehrmals täglich duschen, und womöglich noch mit aggressiven, parfümierten Seifenpräparaten, wird über kurz oder lang den pH-Wert unserer Haut zum Negativen hin verändern. Erste sowie teils ernsthafte Probleme können sich in diesem Fall, teils sogar rasant, ausbreiten. Hautprobleme zu behandeln ist eine leidige und schwierige Sache, und oft tut man sich mit der Diagnose schwer. Wird ein (Hefe-)Pilzbefall diagnostiziert, so liegt die Verbindung zum Mikrobiom noch irgendwie auf der Hand. Aber würden Sie Juckreiz oder trockene Haut auch mit Ihrer Darmgesundheit in Verbindung bringen? Und woran denken Sie bei Akne? Führt Ihr erster Weg ins Kosmetikstudio, was sicherlich auch sinnvoll sein kann, oder haben Sie sich hier auch schon mal gefragt, was, außer einer zu zuckerhaltigen, fettigen Ernährung, wohl noch eine Rolle spielen könnte? Dass Schönheit von innen bekommt, ist sicherlich vielen bekannt, aber haben Sie auch schon mal darüber nachgedacht, dass sie im Darm entstehen könnte?

In der zweiten Lebenshälfte, manchmal leider auch schon früher, werden die Zähne oder die Zahngesundheit irgendwann zum Thema und können heftig am finanziellen Budget nagen. Es ist allgemein bekannt, dass die Verdauung im Mund beginnt und unser Kauapparat hier eine erhebliche Rolle spielt. Durch richtiges Kauen entsteht Speichel, den Verdauungsorganen wird signalisiert, dass es bald etwas zu verarbeiten gibt, und eine ganze Kaskade an Reaktionen wird in Gang gesetzt. Dabei werden u.a. Enzyme bereitgestellt, damit die Nahrung aufgespalten, resorbiert und zum Teil auch wieder eliminiert werden kann. Unser Mund ist mit Schleimhäuten ausgekleidet, es herrscht ein Milieu an Feuchte vor. Auch hier ist es wichtig, den richtigen pH-Wert zu haben. Besteht in der Mundhöhle eine Dysbiose, so können sowohl der Zahnschmelz als auch das Zahnfleisch darunter leiden, und es kann Parodontose entstehen. In diesem Fall ist das Terrain schon so weit verändert, dass unerwünschte Bakterien ihren Unfug treiben können. In der Folge können sich Entzündungen breitmachen, die Parodontitis nimmt ihren Lauf. Eine Parodontitisbehandlung kann sowohl unangenehm wie auch langwierig sein, und auch hier ist es von eminenter Bedeutung, nicht nur symptomatisch, sondern auch ursachenrelevant zu therapieren.

Damit in Ihrer Mundflora wieder alles ins Lot kommt und Ihr Zahnarzt gute Bedingungen vorfindet, um eine erfolgreiche Behandlung durchzuführen, sollten Sie unbedingt auf eine ganzheitliche Therapie setzen und ihren Therapeuten auf eine Darmsymbioselenkung ansprechen.

Die Bedeutung der Zunge

Unsere Zunge, ein starker Muskel, hat eine enorm wichtige Bedeutung in unserem Organismus. Die Zunge ist nicht nur dafür zuständig, dass wir sprechen, schlucken, schmecken oder küssen können, sondern sie gehört bereits zu unserem Verdauungsapparat. Sicher erinnern Sie sich, dass man als Kind ermahnt wurde, die Zunge nicht rauszustrecken, da das als unhöflich oder schlecht erzogen galt. Ist man dann aber erkrankt, hatte Fieber und keinen Appetit oder über Bauchschmerzen oder sonstige Wehwehchen geklagt, so wurde man meistens umgehend aufgefordert, seine Zunge zu zeigen. War diese belegt, haben Eltern oft ein besorgtes Gesicht gemacht, und man wurde zum Arzt geschleppt, der sich wiederum die Zunge genauer betrachtete.

Diagnostisch ist die Zunge bis zum heutigen Tag von großer Bedeutung. Ist die Zunge belegt, so sollte unbedingt geklärt werden, eventuell anhand eines Abstriches, ob es sich um einen Hefepilz handelt. Befindet sich ein Hefepilz im Mund, so besteht natürlich die Gefahr, dass dieser sich auch im Darm angesiedelt hat. Hier sind wir direkt bei dem Thema Henne oder Ei … Auf jeden Fall muss bei einem Pilzbefall im Mund oder auf der Zunge nicht nur lokal vorgegangen, sondern eine ganzheitliche Darmsymbioselenkung in Erwägung gezogen werden.

Eine belegte Zunge kann auch im Zusammenhang mit Magenbeschwerden auftreten. Auch unser Magen ist mit Schleimhäuten ausgekleidet, und die unangenehme Erfahrung einer Magenschleimhautentzündung wird so manch einer schon gemacht haben. In einem solchen Fall nur auf Protonenpumpenhemmer (PPI, Magensäureblocker) zu setzen, wäre nicht nur alles andere als ein ganzheitlicher Ansatz, sondern würde über kurz oder lang auch die Darmschleimhaut schädigen. Sind die Magenschleimhäute, aus welchem Grund auch immer, geschädigt oder empfindlich geworden, so gilt es, auch hier eine ursachenrelevante ganzheitliche Therapie anzustreben. Dazu gehören u.a. eine magenfreundliche Kost, Stressabbau, eine Untersuchung auf »Leaky-Gut-Syndrom« und eine Darmsymbioselenkung. Natürlich sollte auch abgeklärt werden, ob sich hier vielleicht das maskierte unfreundliche Bakterium Helicobacter pylori installiert hat, welcher einem mit der Zeit jegliche Freude am Essen nehmen kann.

Haare können viel erzählen

Wenden wir uns den Haaren und der Kopfhaut zu: Unsere Haarpracht gibt indirekt Auskunft über unser Wohlbefinden. Ist unser Haar stumpf und hat jeglichen Glanz verloren, fällt es vielleicht aus oder bricht es ab, ergrauen wir frühzeitig oder haben wir Schuppen auf der Kopfhaut, so ist das alles ein Zeichen dafür, dass wir gesundheitlich nicht auf der Höhe sind. Auch unsere Mähne, sei sie lang oder kurz, und unsere Kopfhaut brauchen ein gesundes Terrain und den richtigen pH-Wert, um sich entfalten zu können und um gesund zu bleiben. Haare sind ein Ausdruck unserer Schönheit – Kopfschuppen tragen nicht unbedingt dazu bei, dass man sich attraktiv(er) fühlt. Dass Läuse sich auf der Kopfhaut installieren können, ist allgemein bekannt, und auch heutzutage leider noch ein häufiges Thema. Aber auch Pilze können sich auf der Kopfhaut ausbreiten und Betroffenen das Leben schwer machen. Sollte sich bei Ihnen, Ihrer Familie oder Ihrem Bekanntenkreis ein solches Problem bemerkbar machen, so ist es ratsam, dass Sie ihre Darmgesundheit checken und gegebenenfalls den Darm behandeln lassen. Die Ganzheitsmedizin bietet auch bei diesen nach außen hin kosmetischen Problemen ein großes Repertoire an Behandlungsmöglichkeiten und hat schon so manchem wieder eine volle Haarpracht und ein pralleres Hautbild beschert.

Dies geht über eine ganzheitliche Therapie, in der der (Wieder-) Aufbau der Darmflora ein absolutes Muss ist. Haare sind, genauso wie die Nägel, ein Anhängsel der Haut. Zu einer guten ganzheitlichen Anamnese und Diagnostik gehört auch die Antlitzdiagnose. Hier geht es darum, äußerliche Zeichen zu erkennen, die einen Hinweis auf ein gesundheitliches Problem geben können, welches vielleicht noch unbemerkt brodelt und noch keine weiteren Beschwerden verursacht. Rillen in den Nägeln könnten ein solcher Hinweis sein, genauso wie das Abbrechen oder Einreißen von Hand- oder Fußnägeln. Ein Nagelpilz gibt einen deutlichen Hinweis darauf, dass sowohl das Immunsystem wie auch die Darmgesundheit zu wünschen übrig lassen. Wie Sie sehen, gibt es sehr viele Zusammenhänge und auch genauso viele (An-)Zeichen, die einen hellhörig werden lassen sollten.

Unser Ökosystem Ohr

Kommen wir zu einem weiteren wichtigen Ökosystem, unseren Ohren. Während mit zunehmendem Alter die Ohrprobleme eher in Richtung schlechteres Hören gehen, was mit einer Durchblutungsstörung oder einer Stoffwechselstörung einhergehen kann, so erinnern Sie sich ganz bestimmt daran, wie es in jüngeren Jahren war, wenn sich eine Mittelohrentzündung angekündigt hatte. Vielleicht kennen Sie das auch von sich oder Ihrem Umfeld, dass rezidivierende Mittelohrentzündungen regelmäßig zu Wasseransammlungen im Trommelfell führen können, was im Wiederholungsfall einen operativen Eingriff nach sich ziehen kann.

Es gibt verschiedene Ohrerkrankungen wie Paukenerguss, Lagerungsschwindel, Morbus Menière, Usher-Syndrom, Cholesteatom, Otosklerose und ohrverwandte Folgeerkrankungen wie den Tinnitus und den Hörsturz.

Die wohl bekanntesten und auch häufig auftretenden Ohrerkrankungen sind jedoch die Mittelohrentzündung (Otitis media) und die Gehörgangsentzündung (Otitis externa). Diese sind oft auf Bakterien oder Viren zurückzuführen. Beide Erkrankungen sind nicht nur sehr schmerzhaft, sondern stellen außerdem ein Risiko für eine Trommelfellperforation und schlimmstenfalls für eine Hirnhautentzündung dar. Übel riechende Sekrete sind oft eine Begleiterscheinung. Bei diesen Erkrankungen ist es zwingend notwendig, darauf zu achten, dass die Viren oder Bakterien nicht weiter aufsteigen und Folgeerkrankungen wie Gehörverlust nach sich ziehen. Daher ist oft ein Handlungsbedarf in Form von Antibiotika indiziert, doch eine Einnahme von Antibiotika kann möglicherweise darmschädigende Folgen haben. Ein Teufelskreis.

Der Blick auf die Nachbar-Ökosysteme hat gezeigt, wie komplex und eng die Zusammenhänge sind. Studien belegen, dass durch intensives Küssen ein reger Bakterienaustausch stattfindet, dasselbe gilt natürlich auch für den Geschlechtsverkehr. Je nachdem, ob oral, vaginal oder anal, sind verschiedene Nachbar-Ökosysteme mitbetroffen und müssen gegebenenfalls mit in das Therapieschema eingebracht werden. Viren und Bakterien finden häufig den Weg über Mund- oder Nasenschleimhäute in unseren Körper und treiben dort ungebremst ihr Unwesen.

Wir wollen keineswegs hier den Eindruck hinterlassen, dass man jeglicher Erkrankung, ob chronisch oder akut, mit einer probiotischen Therapie den Garaus machen kann. Wir wissen sehr genau, dass komplexe Zusammenhänge auch adäquate komplexe Therapien benötigen. Uns ist es vor allem wichtig, die Aufmerksamkeit darauf zu lenken, dass all diese Zusammenhänge einem Regelkreis unterworfen sind, und die Therapie nur ein ganzheitliches Behandlungsschema sein kann. In jedem einzelnen Fall spielt hier sicher der Darm und dessen Besiedelung eine entscheidende und ausschlaggebende Rolle.

Wenn der Darm-Haussegen schief hängt

Welche Krankheiten stehen mit meiner Bakterienflora in Verbindung?

Bei einem Schnupfen ist man bemüht, ihn so schnell wie möglich wieder loszuwerden und auf die Beine zu kommen, und hinterfragt nicht noch lange die Zusammenhänge. Kehrt er immer wieder, macht man sich Gedanken über sein Immunsystem. Wie wir wissen, finden wir den größten Teil unseres Immunsystems in unserem Darm, und somit gibt es auch hier einen Zusammenhang zwischen Schnupfen und Darm.

Bei Bauchschmerzen wundern wir uns nicht – da liegt die Verbindung zum Darm auf der Hand. Unerklärliche Bauchschmerzen müssen aber differentialdiagnostisch abgeklärt werden, denn dahinter könnten sich viele Ursachen verbergen wie Nierensteine oder Gallensteine, ein Herzinfarkt, eine Blasenentzündung, ein gynäkologisches Problem oder ein Tumor an der Bauchspeicheldrüse, vielleicht sogar eine Blinddarmentzündung, eine chronisch entzündliche Darmerkrankung wie Morbus Crohn oder Colitis Ulcerosa. Findet man auf der Suche nach der Ursache nichts dergleichen, sollte man unbedingt dennoch daran denken, die Darmflora aufzubauen oder zumindest zu unterstützen.

Aber wie ist es mit einer Bronchitis, mit Diabetes, Bluthochdruck, Warzen, Asthma, Heuschnupfen oder anderen allergischen Reaktionen des Körpers? Welche Zusammenhänge gibt es zwischen der Erkrankung und dem Darm, wenn wir auf Krankheiten wie Neurodermitis, Schuppenflechte, Multiple Sklerose, Arthrose, Arthritis, Depression, Burn-out, Hashimoto, Erkrankungen aus dem rheumatischen Formenkreis, autoimmunen oder neurodegenerativen Erkrankungen oder gar Krebs schauen? Was läuft da schief, wie läuft es schief, und wo läuft es schief?

Das Ungleichgewicht im Darm hat Folgen

Entsteht in der Darmflora, warum auch immer, ein Ungleichgewicht, so kann das ernsthafte Konsequenzen für den Gesundheitszustand der Betroffenen haben. Hier kommen wir in den Bereich von Ursache und Wirkung, von Symptom und Erkrankung. Es reicht nicht, Symptome zu behandeln, sondern es geht darum, die Ursache der Erkrankung zu ergründen und den Bösewicht, sprich Verursacher, auszuschalten. Wie weit das gehen kann, sehen wir nicht nur bei schwerwiegenden Erkrankungen wie Krebs oder Erkrankungen autoimmuner Art, sondern auch schon bei Zahnschmerzen. Besteht eine Parodontitis, so muss diese auch behandelt werden, und das Gleichgewicht im Mund wiederhergestellt werden. Nur den Zahn zu ziehen, reicht nicht, denn es wird nicht lange dauern, dann wird der nächste Zahn Probleme machen. Antoine Béchamp, ein Mitarbeiter von Louis Pasteur, prägte den Satz: »Die Mikrobe ist nichts, das Milieu ist alles«. Diese Theorie vertreten heutzutage viele Therapeuten, die ganzheitlich arbeiten. Natürlich braucht ein Patient auch mal eine Schmerztherapie, und natürlich kann man Fieber nicht endlos ansteigen lassen. Gebrochene Knochen müssen geflickt und ein entzündeter Blinddarm entfernt werden. Aber, und das liegt uns am Herzen: Es ist von eminenter Wichtigkeit, das Milieu wieder ins Gleichgewicht zu bringen. Dass Menschen krank werden, ist eine Sache. Wie sie mit der Erkrankung umgehen, ist die andere Sache und oft eine Frage der Resilienz und des Milieus im Darm. Inwiefern die Resilienz durch das Milieu zu beeinflussen ist, wäre das nächste Thema. Es wird kaum eine Erkrankung geben, die nichts mit dem Darm zu tun hat, Unfälle wie Knochenbrüche ausgenommen. Es macht auf jeden Fall Sinn, bei jeder noch so banalen Erkrankung einen Blick auf den Darm und seine Bakterienflora zu werfen.

Jegliche Arten von Erkrankungen können grob in zwei Kategorien aufgeteilt werden, nämlich in akute und in chronische Erkrankungen. Heutzutage haben wir weniger mit akuten, dafür aber umso mehr chronischen Erkrankungen zu tun. In der zweiten Lebenshälfte wird dies für viele Patienten zum

Thema und für manch einen sogar zur Odyssee. Mit zunehmendem Alter kommt es oft zu einer Multimorbidität, sprich, es tauchen mehrere Krankheiten gleichzeitig auf und chronifizieren zu allem Übel, sodass Betroffene vor lauter Ach und Weh nicht mehr wissen, wo sie nach Hilfe suchen sollen. In chronischen Fällen bietet die Schulmedizin oft nur Schmerzmittel oder Cortison an, beides nicht gerade ideal, wenn es um unsere Darmgesundheit geht. Wenn der Leidensdruck jedoch zu hoch und der Schmerz zu groß sind, sind diese Therapien manchmal unausweichlich. Umso wichtiger ist es, auch oder gerade in solchen Fällen auf eine adäquate Darmtherapie zu achten und die eigene Darmgesundheit in den Blick zu nehmen. Der Idealfall wäre, ein großes Augenmerk auf die Prophylaxe zu legen und sich rechtzeitig um seine Darmgesundheit zu kümmern. Diese Vorgehensweise könnte so mancher Erkrankung die Schärfe nehmen, und es könnte sogar vielleicht die eine oder andere Erkrankung vermieden werden.

Das Zusammenspiel von Psyche und Physis

Wir möchten hier auch den Zusammenhang zwischen Körper, Seele und Geist ansprechen. Wie viele neurologische Arbeiten und Studien inzwischen bestätigen, haben auch psychische Erkrankungen einen Bezug zur Organgesundheit und insbesondere zur Darmgesundheit. Hier spielt besonders die Entzündung eine wichtige Rolle. Entzündungen im Organismus wiederum hängen mit unserer (mangelnden) Darmgesundheit zusammen.

Laut Statistik nehmen trotz modernster Schulmedizin Autoimmunerkrankungen immer mehr zu. Weltweit sind inzwischen um die acht Prozent der Bevölkerung davon betroffen. Eventuell werden diese Erkrankungen auch nur häufiger diagnostiziert als früher, denn es gibt inzwischen viele zuverlässige diagnostische Verfahren.

Bei einer Autoimmunerkrankung liegt, salopp ausgesagt, ein Fehler im menschlichen Organismus vor, es werden Antikörper gegen den eigenen Körper gebildet. Man könnte fast auch von kontinuierlicher Selbstzerstörung sprechen. Zu den Autoimmunerkrankungen gehören u. a. Hashimoto, eine häufige und weitverbreitete Schilddrüsenerkrankung, und Rheuma, wo Entzündungen eine erhebliche Rolle spielen. Bei manchen Autoimmunerkrankungen gibt es keine spezifischen Antikörper, dennoch zählen sie zu den Autoimmunerkrankungen. Zu dieser Gruppe gehören beispielsweise die Multiple Sklerose, bei der Teile des Nervengewebes, die Myelinscheiden, zerstört werden, oder auch die chronisch entzündlichen Darmerkrankungen Morbus Crohn und Colitis ulcerosa. Aber auch kreisrunder Haarausfall (Alopecia areata) und Diabetes Typ 1 (siehe Kapitel »Warum ist Diabetes kein Zuckerschlecken« [s. S. 106 ff.]) gehören zu den Autoimmunerkrankungen. Wie viele Menschen kennen Sie mit kreisrundem Haarausfall? Hätten Sie daran gedacht, diesen Menschen zu einem Stuhllabor oder einer Darmsymbioselenkung zu raten? Wissen Sie, dass diesen Patienten oft erstmals zu einer Psychotherapie oder einer Vitaminkur, vielleicht sogar zu einer Perücke geraten wird? Erfahrungsgemäß wird hier leider nur selten die Darmgesundheit ins Visier genommen.

Weitverbreitet: Allergien

Eine große Untergruppe der sogenannten lästigen und zum Teil sogar gefährlichen Erkrankungen sind die Allergien. Sicherlich haben Sie in Ihrem Bekanntenkreis so manch einen Allergiker, vielleicht sind Sie ja selbst sogar von einer Allergie betroffen. Oft weiß man es nicht, bis es zu einer allergischen Reaktion kommt. Diese erfolgt auf ein sogenanntes Allergen, welches von dem Immunsystem als Eindringling oder Feind erkannt und dementsprechend behandelt wird. Es erfolgt eine überschießende Reaktion gegenüber Stoffen, die im Prinzip ungefährlich sind. Die wohl bekannteste Allergie wird der Heuschnupfen sein. Aber auch Asthma (allergische Erkrankung der Lunge), Konjunktivitis (Bindehautentzündung des Auges) sowie Dermatitis (trockene und gerötete Haut) oder Urtikaria (Quaddelbildung auf der Haut) gehören zu den allergischen Erkrankungen. Etwa 20 bis 30 Millionen Menschen in Deutschland leiden an Allergien oder allergischen Reaktionen. Die wohl gefürchteste allergische Reaktion ist der anaphylaktische Schock, der lebensgefährlich werden und schlimmstenfalls tödlich enden kann. Hier kommt es in kürzester Zeit aufgrund der allergischen Reaktion zu einer flutartigen Histaminausschüttung, die lebensbedrohlich sein kann.

Fakt ist, dass nahezu jeder Allergiker ein Ungleichgewicht in der Besiedelung seiner Darmflora aufzuweisen hat, und so ist eine Darmsymbioselenkung bei allergischen Erkrankungen ein absolutes Muss in der ganzheitlichen Behandlung von Krankheiten. Eine adäquate Darmtherapie wird jedem Allergiker das Leben erleichtern und die Lebensqualität verbessern. Dies gilt insbesondere in Verbindung mit einer Nahrungsmittelallergie.

Nicht nur allergische Erkrankungen hängen mit unserem Darm und dessen (Gesundheits-)Zustand zusammen. Alle chronischen Erkrankungen haben direkt oder indirekt einen Ursprung oder einen Bezug zum Darm und dessen Gesundheit.

Zusammenhänge erkennen

Darm:
Diarrhoe (insbesondere die Antibiotika-assoziierte Diarrhoe)
Verstopfung
Blähungen
Völlegefühl
Divertikulitis
Reizdarmsyndrom
Pseudomembranöse (Antibiotika-assoziierte) Kolitis (Clostridium difficile, CDAD)
Chronisch Entzündliche Darmerkrankungen (CED) wie Morbus Crohn, colitis Ulerosa
Darmmykosen

Nahrungsmittelunverträglichkeit:
Laktose-, Histamin-, Glutenintoleranz, Fruktosemalabsorption
Lebererkrankungen: Fettleber, Leberzirrhose

Herz-Kreislauf:
Chronische Herzinsuffizienz
Bluthochdruck

Atemwege:
Asthma
Allergien, Pollinosis (allergisch bedingte Entzündung der Nasenschleimhaut)
Atemwegsinfekte

Stoffwechsel:
Diabetes mellitus
Übergewicht
Erhöhte Blutfette

Neurologie:
Depression
Migräne
Demenz

Zahngesundheit:
Parodontose
Karies

Immunologie:
Rezidivierende Infekte, Sepsis
Chronische Entzündungen
Rheuma
Arthritis
Chronische Müdigkeit
Erschöpfung
Burn-out
Onkologische Erkrankungen

Dermatologie:
Akne
Ekzeme
Neurodermitis
Haarausfall

Weiteres:
Blasenentzündungen
Rezidivierende Vaginosen, Vaginalmykosen
Frühgeburtlichkeit
Mastitis
Osteoporose
© Institut Allergosan

Lassen sich gefürchtete Krankheiten vermeiden?

Eine herausfordernde Fragestellung. Wir stellen aber auch die Gegenfrage: Ist solch eine Fragestellung in Anbetracht der Komplexität des menschlichen Organismus nicht anmaßend?

In unseren Praxen konnten wir bislang mit unseren Methoden vielen Patienten helfen, doch auch immer wieder gibt es Patientenfälle, bei denen man hinsichtlich des Therapieerfolges reglementiert ist. Aber warum? Was könnte der Grund dafür sein? Eine weitere Frage ist, mit welchem Wunsch und mit welcher Erwartung der Patient kommt und um Rat bittet. Nach wie vor kommt ein Großteil der Patienten mit Beschwerden und einem gewissen Leidensdruck. Es passiert kaum, dass jemand in die Praxis kommt und sagt: Mir geht es gut, ich habe nichts, schauen Sie bitte, dass dies so bleibt. Der Grund ist simpel: Wir haben das nicht gelernt. Das übliche Muster ist, mit Symptomen zum Arzt zu gehen und ihn um Rat bitten. Die Patienten, die zu uns kommen, fühlen sich ganz häufig von der klassischen Medizin nicht ernst genommen, oder sie konnte ihnen nicht helfen.

Wir sind fest davon überzeugt, dass ein Umdenken notwendig ist, dass es immer mehr um die Fragestellung geht, wie kann ich eine Krankheit vermeiden, als stattdessen zu warten, bis Symptome auftreten und eine manifeste Erkrankung diagnostiziert wird. Die Frage der Prävention wird immer wichtiger. Sie ist eine ganz entscheidende Frage in den Naturheilpraxen und in den Praxen der ganzheitlich arbeitenden (ärztlichen) Kollegen und Kolleginnen. Um es hier klar zu formulieren: Der konservativen Medizin geht es nicht um die Vermeidung dieser Erkrankungen. Im Gegenteil, je länger der betroffene Mensch mit der Erkrankung lebt, umso mehr Geld wird an ihm verdient. So wird es grundsätzlich in der Öffentlichkeit niemals um die Vermeidung einer Erkrankung gehen, und demnach wird auch eine solche Frage nicht aufgeworfen werden. Im Grunde entspricht diese Tatsache auch dem Auftrag der klassischen Medizin: diagnostizieren, symptomatisch behandeln, schauen, was passiert, noch mal eingreifen oder es lassen. Das ist Fakt und in unseren Augen indiskutabel. Unsere Patienten teilen häufig ihre tiefsten Ängste mit uns, dazu gehört auch die Angst vor Demenz und insbesondere vor Krebs. Wir würden lügen, würden wir sagen, alles ist beeinflussbar und wir bleiben verschont von diesen Erkrankungen, wenn wir die richtigen Maßnahmen ergreifen. Dazu ist der menschliche Organismus zu komplex, sind die Umweltbedingungen zu schädigend und zu aggressiv. Wir bewegen uns nun mal in einem Spannungsfeld, in dem ein Ausgleich zwischen schädigenden Einflüssen und der Regeneration des Organismus angestrebt werden sollte.

Entsprechend unserer medizinischen Auffassung sind wir fest davon überzeugt, dass sich Krankheiten wie Alzheimer, Demenz, Parkinson, Arthritis oder Krebs mit einem entsprechenden Lebensstil verzögern lassen oder den Ausbruch abmildern können. Aber vermeiden? Das wäre anmaßend. Demut ist das, was man als Erstes lernt, wenn man Menschen in ihrem Heilungsprozess unterstützt.

Wie die Historie eines einzelnen menschlichen Organismus aussieht, ist oft schwer zu beurteilen. Wir wissen nicht genau um vorgeburtliche Informationen, wir wissen nicht, was sich im Körper im Laufe eines Lebens ansammelt. Aber wir wissen, was uns guttun kann und was wir gegebenenfalls vermeiden sollten. Und das Erste, um das wir uns immer kümmern sollten, wenn wir bewusst Krankheiten wie diesen begegnen wollen, ist ein gesunder Darm. Entsprechend unserer Erklärungen zum »Leaky-Gut-Syndrom«, sollte hierin ein ganz starkes Bemühen liegen, dieses zu vermeiden. Darüber hinaus ist es wesentlich, jene Bakterien zu füttern, die unsere Darmbarriere stabilisieren und ein »Leaky-Gut-Syndrom« verhindern. Und es ist entscheidend, die Bakterien zu unterstützen, die mit ihren Stoffwechselleistungen einen Beitrag für den Organismus leisten, also Stoffwechselprodukte, die von Bakterien hergestellt und aus dem Darm ins Blut resorbiert werden.

Für Darmgesundheit sorgen

Allen voran stehen die sogenannten butyratbildenden Darmbakterien. Butyrate sind kurzkettige Fettsäuren, die von Darmbakterien gebildet werden und die die Hauptenergiequelle der Darmzellen sind. Sind diese Bakterien in zu geringer Anzahl im Darm, wird dem Körper nicht ausreichend Substanz geboten. Zu wenige dieser Nährstoffe gelangen ins Blut. In der Folge werden an anderen Stellen des Organismus zu wenig Kraftstoffe für Regeneration und Stoffwechsel zur Verfügung gestellt. Zuerst bekommen die Strukturen und Anteile unseres Nervensystems zu wenig Nährstoffe. Hier beginnt nach unserer Überzeugung auch die Demenz. Letztlich sind es aber so viele provozierende Prozesse am Start, dass dem Darm zwar eine entscheidende Bedeutung zukommt, aber eben nicht die alleinige Verantwortung in einer guten Darmgesundheit zur Vermeidung dieser Krankheit zu suchen ist. Dennoch – der Darm ist der Anfang von allem. Insofern beeinflusst er die Zusammensetzung von Nährstoffen in Ihrem Blut. Und genau hier setzen wir an, wenn wir gefürchtete Erkrankungen wie Demenz, Parkinson, Krebs, Arthritis oder Rheuma nicht sicher vermeiden können. Es braucht eine andere Fragestellung: Wie können wir für den Organismus sorgen, dass er sich selbst vor diesen Krankheiten schützen kann?

Bei diesem Vorhaben ist eine bestmögliche Darmgesundheit Gesetz. Eine hohe Anzahl anderer Faktoren in unserem Lebensumfeld und unserer gesamten Genetik können wir nicht beeinflussen, sie sind aber wesentlich. Heute ist die Wissenschaft so weit, dass sie sagt, die familiäre oder gar genetische Disposition ist Grundlage für eine Krankheit, aber der Auslöser für diese sind in viel größerem Maße und im Wesentlichen unsere Lebensumstände. An dieser Stelle ist es wichtig zu betonen, dass wir hier von Erkrankungen sprechen, bei denen ein genetischer Defekt vorliegt, der aber nur unter entsprechenden Lebensbedingungen ausbricht. Im Kapitel »Den Darm wieder ins Gleichgewicht bringen« (ab S. 169) bekommen Sie klare Empfehlungen für Ihre Darmgesundheit, die grundlegend sind, um sich vor schweren Erkrankungen zu schützen.

Was sind typische Krankheiten im Alter?

Erinnern Sie sich bitte an die Einteilung der Krankheiten in akute und chronische Krankheiten. Es gibt immer Notfälle, das heißt, eine Krankheit ist lebensbedrohlich, vollkommen unabhängig vom Alter. Zusammengefasst werden diese unter dem Begriff der akuten Krankheiten, im schlimmsten Fall den Notfällen.

Krankheiten im Alter werden auch als Alterserkrankungen oder als geriatrische Erkrankungen bezeichnet. Die Geriatrie umfasst die Behandlung von Krankheiten im Alter. Hierunter fallen fast ausschließlich die chronischen Erkrankungen, meistens jedoch dann, wenn der Mensch bereits in einen bedrohlichen Zustand geraten ist. Sehen Sie dies am Beispiel der Lungenfunktion: Je älter wir werden, umso mehr lässt die Funktion des Herzens nach. Erst sind wir nicht mehr so leistungsfähig, wie wir es kannten. Im Laufe der Jahre kommen noch Symptome hinzu, je nachdem, welche Herzseite eventuell betroffen ist. Wenn die linke Herzseite besonders nachlässt und über den Verlauf geschwächt wird, ist das Herz nicht mehr in der Lage, das Blut in normaler Geschwindigkeit und ausreichender Menge zu pumpen. Es kommt zu einem Stau und in der Folge zur Flüssigkeitsansammlung in der Lunge. Dies ist oft bekannt als »Wasser in der Lunge«. Das Herz kann lange geschwächt sein, irgendwann ist es jedoch so schwach, dass die Schwäche nicht mehr kompensiert werden kann. Die Wasseransammlung in der Lunge stellt einen bedrohlichen Zustand dar. Das Nachlassen der Lungenfunktion im Laufe des Lebens ist ein physiologischer Vorgang, dem wir nicht entkommen. Jedoch gibt es Erkrankungen, deren Entstehung und auch deren Verlauf wir provozieren können. Dazu gehören die soeben genannten chronischen Erkrankungen. Aus ganzheitlicher Sicht betrachtet, haben diese ihren Ursprung im Darm.

Erinnern Sie sich bitte an unsere Beschreibungen aus dem Kapitel »Was passiert, wenn nicht eingegriffen wird«. Das Ungleichgewicht unserer Darmmikroben hat Folgen. Die Bakterien, gereizt durch die beschriebenen Einflussfaktoren, übermitteln eine Entzündung. Immer wieder treffen wir in unseren Praxen auf die gängige Meinung, dass der Darm getrennt vom Körper ist – das Gegenteil ist der Fall! Der Darm steht mit allem, was in ihm ist, mit dem Körper über das Blut in Verbindung. Das Blut ist mit seinen Zellen Informationsträger. So werden Informationen aus dem Darm in den Körper geleitet. Sowohl positive, gewollte, als auch negative Informationen. Die Informationen beinhalten häufig Daten, die eine Entzündung signalisieren, und das bleibt dem Körper nicht verborgen. Genau hier beginnen die chronischen Erkrankungen. Wenn die Oberfläche des Darmes nicht im Gleichgewicht ist, entzündliche Prozesse wie das »Leaky-Gut-Syndrom« existent sind, dann hat das Folgen. Erkrankungen, die sich aus der chronischen Entzündung im Darm ergeben. Die stille Entzündung im Darm verursacht über den Zeitverlauf Entzündungen im Körper. Biochemische Prozesse fangen an, sich zu verselbstständigen. Im Ergebnis entstehen Krankheiten, die im Alter ihren Ausdruck finden, obwohl ihr Beginn Jahre zurückliegt.

Was tun bei akuten Erkrankungen wie z.B. Virusinfektionen?
Virusinfektionen wirken systemisch und belasten somit alle Organsysteme. In dieser belastenden Situation unterstützt die Einnahme von probiotischen Präparaten das darmassoziierte Immunsystem und damit den gesamten Organismus. Ob Antibiotika, Schmerzmittel oder Cortison: Alle Medikamente schädigen das Mikrobiom durch Reduktion der Artenvielfalt. Gleich welcher Erreger ist deshalb eine Probiotikagabe zur Unterstützung des Immunsystems und aller Organsysteme unabdingbar.

Zusammenhang Mikrobiom und Pathologien

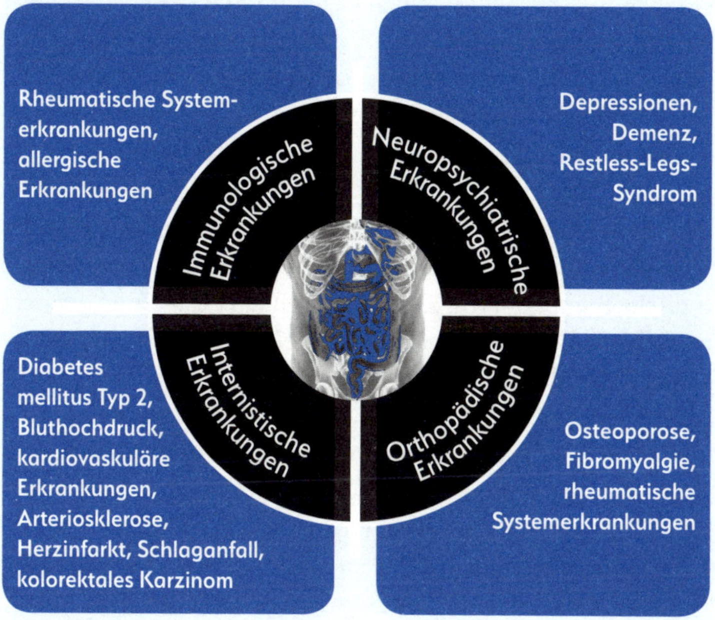

© Biovis Diagnostik

Geschädigte Mikrobiome werden als entscheidende Voraussetzung für eine Krankheitsentstehung gesehen. Eine andere Sichtweise ermöglicht eine weitere Unterteilung der chronischen Erkrankungen in die beiden Gruppen entzündliche und degenerative Erkrankungen. Entsprechend der Bezeichnung liegt der Gruppe der entzündlichen Erkrankungen immer ein Entzündungsprozess in der Entstehung zugrunde. Dies wird verstärkt durch die Tatsache, dass die Immunabwehr im Alter nachlässt.

Die wichtigsten Vertreter sind Gefäßerkrankungen wie Arteriosklerose, und Stoffwechselerkrankungen wie der Diabetes Typ 2. Letztlich liegt jeder Degeneration auch ein immunologischer Prozess zugrunde. Morphologische Strukturen werden nicht mehr richtig versorgt. Möglicherweise, weil Durchblutungsstörungen auftreten und/oder bestimmte Mikronährstoffe fehlen und/oder der Körper mit toxischen Substanzen belastet ist. Die Gewebsstrukturen können nicht mehr im gesunden Zustand aufrechterhalten werden. Hier können wiederum drei Gruppen gebildet werden: die Organinsuffizienzen, die neurodegenerativen Erkrankungen und die degenerativen Erkrankungen des Muskel- und Skelettsystems:

Unter den Organinsuffizienzen bildet die Fettleber einen ganz häufigen Zufallsbefund. Die Arthrose, der Bandscheibenvorfall, die Osteoporose gelten als klassische Vertreter der degenerativen Muskel- und Skeletterkrankungen. Diese Erkrankungen sind ganz typische Erkrankungen, die in der zweiten Lebenshälfte gefürchtet werden. Und sie sind ganz entscheidend von unserer Darmgesundheit abhängig. Denn wenn der Darm seiner Funktion nicht gerecht wird, die notwendigen Nährstoffe zu resorbieren oder aber toxische Substanzen abzuwehren, gerät die Nährstoffversorgung über das Blut aus dem Gleichgewicht, worauf Jahre später schließlich eine Degeneration folgt. Eine Degeneration bedeutet eine Rückbildung von Strukturen, sodass früher oder später eine Funktionseinschränkung die Folge ist.

Die Frage ist also: Wie kann man die Strukturrückbildung aufhalten oder verlangsamen? Ein gesundes Mikrobiom ist der Anfang zur Prävention dieser Erkrankungen.

Warum habe ich eine Fettleber, obwohl ich keinen Alkohol trinke?

Auch in unserer modernen Gesellschaft gibt es immer noch festgefahrene Meinungen und Ideen. So bringt man sehr oft, um nicht zu sagen fast immer die Fettleber in Zusammenhang mit Alkohol. Oft kursiert hier sogar das Wort Alkoholiker, und Betroffenen wird manchmal ein Stempel aufgedrückt, der keineswegs berechtigt ist. Es kann nämlich sein, dass auch jemand, der keinen Alkohol trinkt, eine Fettleber (Steatosis hepatis) entwickelt. Warum das so ist, was überhaupt eine Fettleber ist und um welche Symptome und Beschwerden es sich hier handelt, wollen wir in diesem Kapitel näher erläutern.

Eine Fettleber hat verschiedene Stadien der Verfettung und somit auch verschiedene Schweregrade. Fakt ist, dass hier vermehrt Fett in die Leberzellen eingelagert wird, allen voran die Triglyceride. Die Symptomatik der Fettleber kann sich äußerlich durch einen dicken Bauch zeigen, der allmählich die Form eines Fasses angenommen hat. Oft bleiben Betroffene jedoch über sehr lange Zeit beschwerdefrei, das einzige Anzeichen, das meistens verkannt, fehlinterpretiert oder sogar ignoriert wird, ist Müdigkeit, besonders nach dem Essen.

Lebergeschwächte oder leberkranke Menschen neigen gern zu Grübeleien oder zu einem depressiven Verhalten. Dies fällt ihrem Umfeld oft erst nicht oder sehr spät auf und wird dann meistens nur mit der Psyche in Verbindung gebracht. Auf der Haut (des Bauches) können sich Leberhautzeichen, sprich Rötungen, in Form von Gefäßspinnen (meistens sternförmige, punktartige Gefäßknoten mit kleinen Äderchen) bilden, bekannt unter dem Namen »spider naevus«.

Im späteren Stadium einer Fettlebererkrankung rötet sich die Zunge, ähnlich einer Himbeere. Trocknet die Zunge dann noch aus und nimmt einen lila Farbton an, so liegt hier der massive Verdacht einer Fettleber vor. Oft verändern sich auch die Ausscheidungen und nehmen eine andere Farbe an. Der Urin wird allmählich dunkler und sieht mit der Zeit aus wie ein dunkles Bier. Der Stuhl hingegen wird heller, hellbraun bis gelblich oder gar weiß. All diese Zeichen sollten und müssen ernst genommen werden. In manchen Fällen verändert sich die Farbe der Haut, sie bekommt einen Gelbstich bis hin zur Gelbsucht. Auch hier gilt es, differentialdiagnostische Maßnahmen zu ergreifen und abzuklären, ob sich eventuell ein Gallenstein gebildet hat. Dies wäre ein absoluter, lebensgefährlicher Notfall, welcher entsprechend behandelt werden müsste. Maßgeblich zur Diagnose »Fettleber« sind eine Ultraschalluntersuchung und ein Blick auf die Blutwerte, die in einem solchen Fall grenzwertig normgerecht oder schon aus der Norm geraten sind. Hier interessieren uns vor allem folgende Werte: GGT, GOT, GPT und Ferritin sowie die alkalische Phosphatase. Diese Laborwerte haben alle eine starke Aussagekraft, was die Lebergesundheit anbelangt.

Laborwerte verstehen

Wenn Laborwerte aus der Norm treten, so hat das etwas zu bedeuten. Es kommt durchaus vor, dass ein Wert falsch positiv ist. Das kann passieren, wenn bei der Blutentnahme vergleichsweise zu viele rote Blutkörperchen (Erythrozyten) zerstört wurden. Werte können auch ernährungsbedingt ansteigen, sowohl durch Fasten, aber auch durch eine zu hohe Zufuhr an Essen, insbesondere proteinhaltiges Essen.

Untenstehend nun eine Übersicht der Blutwerte, die zu einem sogenannten »Leberprofil« gehören und anhand dessen man eine etwaige Erkrankung näher eingrenzen, diagnostizieren und im Schweregrad beurteilen kann. Außerdem hilft ein solches Profil zu klären, ob es sich etwa um eine chronische oder eine akute Erkrankung handelt. Es kann zudem den Hinweis geben, ob ein Nachbarorgan, wie zum Beispiel die Niere oder womöglich das Herz oder die Muskulatur, geschädigt sein könnten. Ein auf Dauer erhöhter Alkoholkonsum kann auch für erhöhte Blutwerte verantwortlich sein.

Die anamnestische Frage nach dem Alkoholkonsum hat nicht als Ziel, Sie persönlich anzugreifen, sondern den Befund zu deuten und die Krankheit differentialdiagnostisch einzugrenzen. Je nachdem, wie stark ein Wert erhöht ist, sind Untersuchungen, wie eine Ausweitung des Profils, wo zusätzliche Werte abgeklärt werden, notwendig.

Manchmal sind auch weitere Untersuchungen zu empfehlen, dazu gehören eine Ultraschalluntersuchung, ein CT, ein MRT, eine Magenspiegelung, eine Darmspiegelung, manchmal sogar eine Bauchspiegelung. Diese können unter Umständen mit einem (kurzen) Krankenhausaufenthalt verbunden sein und sind oft eine prophylaktische Maßnahme. Sie gehören u.a. zu den Verfahren der sogenannten Ausschlussdiagnostik. Der kurze Ausflug in die Labordiagnostik jedoch soll Ihnen vor allem aufzeigen, dass es wichtige Zusammenhänge gibt, die sowohl eine diagnostische Relevanz haben als auch einen sehr großen Einfluss auf unser gesundheitliches Befinden.

Laborwerte haben Norm- beziehungsweise Referenzwerte, die je nach Alter und Geschlecht leicht variieren können. Daher haben wir hier auf die Angaben verzichtet.

Alkalische Phosphatase (AP): Ist dieser Wert erhöht, so kann das auf eine Gewebsschädigung hindeuten, was wiederum in Verbindung mit einer Leberzirrhose einhergehen könnte. Ein erhöhter Wert kann ebenfalls auf entzündete Gallengänge hindeuten. Differentialdiagnostisch gibt der Wert Hinweis auf das Skelettsystem.

Schlimmstenfalls könnte ein erhöhter Wert in Verbindung mit anderen erhöhten Werten auf eine (bösartige) Tumorerkrankung hinweisen. Genauso kann man mit einem einzigen Wert keine aussagekräftige (Leber-)Diagnostik durchführen.

Ist die AP erhöht, sollte man den Vitamin-D-Spiegel zusätzlich überprüfen lassen, da ein erhöhter AP-Wert durchaus auf eine Störung im Vitamin-D-Stoffwechsel hinweisen kann.

Wie Sie an diesem Beispiel sehen, sollte ein Laborbefund sehr sorgsam zusammengestellt und auch interpretiert werden. Dieses Beispiel zeigt uns auch, welch wichtigen Stellenwert eine detaillierte Anamnese hat. Dem Argument, dass Laborwerte »recht teuer sein können«, je nachdem, wie ausgiebig das Profil ist, das man anfordert, kann man entgegensetzen, dass die richtige Abklärung nicht nur das gesundheitliche Problem eingrenzen, sondern auch lebensrettend sein kann.

Gamma GT (GGT): Dieser Wert sagt etwas über den Zustand von Leber, Galle, Bauchspeicheldrüse aus. Es ist aber auch der Wert, der sowohl bei erhöhtem Alkoholkonsum wie bei erhöhtem Medikamentenkonsum ansteigt. Ist dieser Wert in der Norm, kann man meistens eine Erkrankung der Leber und Gallenwege ausschließen, es sei denn, es wären andere Werte des besagten Profils erhöht. In dem Fall muss man anamnestisch und differentialdiagnostisch vorgehen. Ein erhöhter Wert könnte, in Zusammenhang mit anderen erhöhten Leberwerten, auch auf eine Virushepatitis hinzeigen. Die GGT ist in der Regel der Leberwert, der bei einer Überlastung der Leberzelle bzw. ihrer Membran (Zellbegrenzung) ansteigt. Im Vergleich zu den beiden nachfolgenden Werten ist ein Anstieg dieses Wertes am unkritischsten zu beurteilen.

GPT (Manchmal auch als ALAT oder ALT bezeichnet): Dieser Wert kann auf eine Leber-, Galle-, Herz-, oder Muskelerkrankungen hindeuten. Man kann davon ausgehen, dass, je höher der Wert ist, umso höher die Anzahl der geschädigten Leberzellen sein wird. GPT ist ein »zuverlässiger« Laborparameter, der sehr ernst zu nehmen ist, denn eine Erhöhung ist hinweisgebend für eine Leberschädigung.

GOT (Manchmal auch als ASAT oder AST bezeichnet): Dieser »sensible« Wert steigt schon sehr früh an, sprich, selbst dann, wenn nur wenige (Leber-)Zellen geschädigt sind. Er kann sowohl auf eine (Virus-)Hepatitis, wie auf eine Leberzirrhose oder sogar auf einen Herzinfarkt hinweisen. Bei einem Herzinfarkt kann der Wert sogar bis auf das Zehnfache der Norm erhöht sein. Ein erhöhter Wert kann auch auf einen Stau der Gallengänge oder eine chronische Entzündung der Leber (Hepatitis) hinweisen. Die Folge eines erhöhten Wertes kann sich schlimmstenfalls in einer Gelbsucht zeigen. Dies ist ein absoluter Notfall, der sofort behandelt werden muss. In den meisten Fällen ist die GOT erhöht, wenn ein Leberzellschaden weit fortgeschritten ist.

Bilirubin: Ist dieser Wert erhöht, so deutet dies auf eine Problematik der Gallenblase hin, oft verbunden mit einem mechanischen Verschluss der Gallenwege durch Einklemmen eines Gallensteins. Die Folge hiervon kann nicht nur eine Gelbsucht nach sich ziehen, sondern sich zu einem lebensbedrohlichen Notfall entwickeln. Betroffene müssen auf schnellstem Wege in ein Krankenhaus und dort medizinisch versorgt werden. Wichtig ist in einem solchen Fall, dass die Ursache gesucht, gefunden und geklärt wird. Denn nicht nur Gallensteine, sondern schlimmstenfalls auch ein

Bauchspeicheldrüsenkarzinom könnte sich hinter einem erhöhten Bilirubinwert verbergen. Erhöhte Werte können auch auf eine bakteriell bedingte Lebererkrankung hindeuten, die allerdings relativ selten auftritt.

In der Anamnese sollte man hier die Frage der Auslandsreisen und nach eventuell auftretendem Fieber stellen, da auch Malaria mit erhöhten Bilirubinwerten einhergehen kann. Des Weiteren könnte eine Lebensmittelvergiftung den Bilirubinwert in die Höhe treiben. Allerdings wären in einem solchen Fall mit großer Wahrscheinlichkeit auch andere Leberwerte erhöht. Besonders in jungen Jahren kann ein veränderter Bilirubinwert auf eine erblich bedingte Stoffwechselerkrankung namens Morbus Meulengracht hindeuten. Es ist möglich, dass sich der Bilirubinwert in der Schwangerschaft erhöht. Hier gilt es dann besonders vorsichtig zu sein, da u.a. die Gefahr einer Schwangerschaftseklampsie oder einer Unverträglichkeit des Rhesusfaktors zwischen Mutter und Kind bestehen könnte.

Ferritin: Dieser Wert bezeichnet den sogenannten Eisenspeicher. Leidet man an einer Eisenspeicherkrankheit, wird der Ferritinwert im Blut erhöht sein. Dies kann u. a. auf eine Erkrankung der Leber hinzeigen. Nach einer Bluttransfusion kann dieser Wert auch ansteigen. Ferritin wird meistens mit Eisenmangel und Bluterkrankungen in Verbindung gebracht – bei einer Eisenmangelanämie, durchaus infolge von Resorptionsstörungen durch Darmprobleme und/oder in Verbindung mit Mangelernährung bei Vegetariern. Ein Wert außerhalb der oberen Referenzgrenze sollte immer abgeklärt werden. Dahinter können sich chronische Entzündungen und tumoröse Erkrankungen verbergen. Der Ferritinwert kann auch bei schweren Leberentzündungen, wie der Virushepatitis, erhöht sein.

Hier sind jetzt lediglich die relevantesten Laborwerte aufgeführt. Ihr Arzt oder Therapeut wird gegebenenfalls entscheiden, ob und welche weiteren Werte noch diagnostisch relevant sein könnten. Abschließend sei aber noch erwähnt, dass es nicht nur wichtig ist zu klären, ob ein Laborwert oberhalb oder unterhalb der Norm liegt, sondern dass unbedingt auf die Grenzwerte geachtet werden sollte. Gerade die Grenzbereiche können auf ein latentes Problem hinweisen, dass man vielleicht in diesem Stadium in den Griff bekommen kann, bevor es akut wird.

Sind die oben genannten Werte im Blut grenzwertig oder gar erhöht, so sollten wir daraus nicht gleich den Schluss ziehen, dass wir es hier vielleicht mit einem heimlichen Alkoholiker zu tun haben, sondern besser über Fuselalkohole nachdenken, welche durch Gärung im Darm entstehen können. Fuselalkohole können die Leber schädigen, je nach Schweregrad bis hin zur Leberzirrhose. Die gute Nachricht ist, dass eine Fettleber, welche durch Fuselalkohole zustande gekommen ist, im Grunde genommen reversibel sein kann. Hierzu bedarf es der Disziplin und der Compliance der Betroffenen.

Doch davor stellt sich die Frage: Was ist ein Fuselalkohol und wie kommt er zustande?

Nahrungsbestandteile, welche im Magen und im Darm nicht verdaut werden konnten, werden in unteren Darmabschnitten von Bakterien zersetzt. Eiweißhaltige Nahrungsmittel faulen im Darm (Fisch, Fleisch, Eier, Käse), kohlenhydratreiche Nahrungsmittel (Brot, Obst) gären im Darmlumen. Bei den Fäulnis- und Gärungsprozessen entstehen toxische, übel riechende Stoffe in Form von Alkoholen, die sogenannten Fuselalkohole, im Darm. Mit der Resorption von Nährstoffen aus dem Darmlumen in das Blut werden auch diese Alkohole aufgenommen und zur Leber transportiert. Die Leber, eines der wichtigsten Entgiftungsorgane,

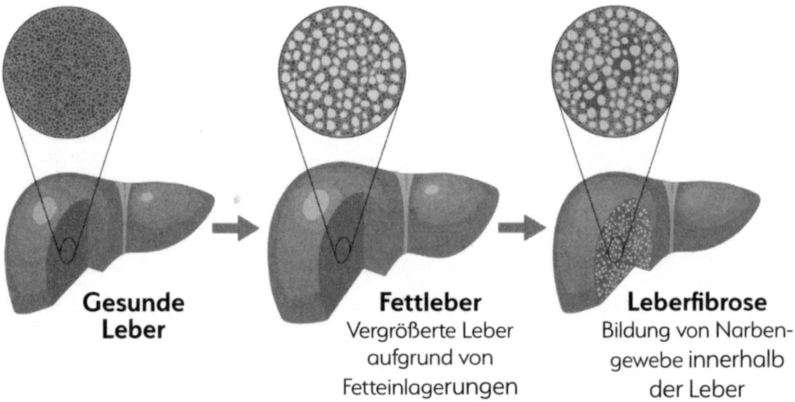

wird unnötig damit belastet. Dauert der Prozess der Fuselalkoholbildung genügend lange an, kann über Jahre die sogenannte Fettleber entstehen.

Die wichtige(re) Frage bezüglich des Fuselalkohols ist: Wie und wo können wir das Milieu verändern, damit keine weiteren Fuselalkohole entstehen?

Welche Behandlungsmöglichkeiten gibt es?

Wie Sie sich sicher vorstellen können, spielt hier nicht nur der Zustand der Darmgesundheit, sondern auch die Ernährung eine erhebliche Rolle. Bei schwer verdaulichen Fetten leuchtet das uns ja noch ein. Aber wie ist es mit Obst und Gemüse, das ja eigentlich so gesund sein soll? Sicherlich haben Sie schon von den berühmten »Fünf am Tag« gehört, womit gemeint ist, man solle fünf Portionen Obst und Gemüse, wenn möglich noch roh, täglich zu sich nehmen. Dabei wissen wir zugleich, dass Obst oft eine Zuckerbombe ist, Fruktose freigesetzt wird, die bei etlichen Menschen zu Durchfällen führen kann.

Auch ist inzwischen bekannt, dass noch lange nicht jeder Mensch Rohkost verträgt, geschweige verdauen kann. Umgekehrt besteht allseits die Meinung, sowohl Salate wie schwer verdauliche Vollkornprodukte seien gesund und müssten daher gegessen werden, unabhängig davon, ob Betroffene dazu imstande sind, die-

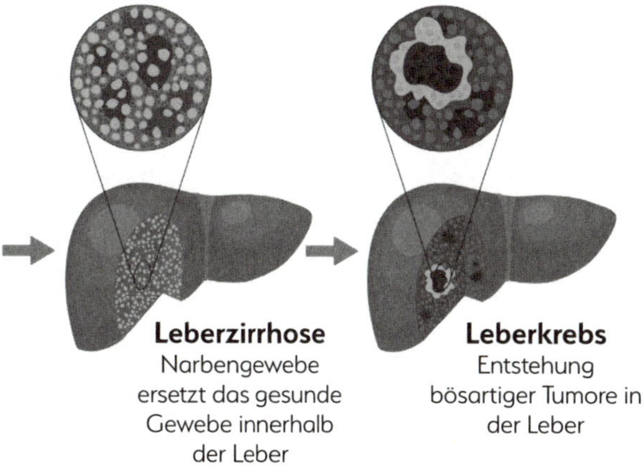

Stadien der Leberschädigung

selben zu verdauen und zu resorbieren. Nehmen wir trotz Verdauungs- und Resorptionsschwäche (die wiederum mit unserer Darmgesundheit zusammenhängt) diese Nahrungsmittel regelmäßig zu uns, so wird über kurz oder lang unser Darm darunter leiden.

Die entstehenden Fuselalkohole, welche unsere Darmschleimhäute aufnehmen, müssen von der Leber abgebaut werden. Von dieser schweren Aufgabe ist unsere Leber oft überfordert, es bleiben schädigende Stoffe in unserem Körper zurück, die bis in unsere Zellen wandern können. Obstipation, besser bekannt unter Verstopfung, kann diese Problematik noch zusätzlich verstärken, da die Giftstoffe dadurch noch länger in unserem Körper verweilen. Im Umkehrschluss heißt das auch, dass ein regelmäßiger Stuhlgang wichtig für die Gesunderhaltung unserer Leber ist.

Damit es zu regelmäßigen Ausscheidungen kommt, sollten unsere Darmschleimhäute sowie die Bakterien, die sie besiedeln, in Top-Form sein. Hierzu können wir selbst so einiges beitragen, indem wir uns gut und richtig und vor allem für uns und unseren Darm passend ernähren, indem wir also unsere Darmgesundheit pflegen.

Die Fettleber kann man eigentlich unter den Begriff »Wohlstandserkrankung« einordnen. Ist eine Fettleber diagnostiziert, so muss unbedingt und konsequent auf fette, schwer verträgliche Speisen und auch auf Alkohol verzichtet werden, und dies über einen längeren Zeitraum. Hier gilt es auch zu beachten, dass verschiedene Medikamente, wie zum Beispiel Hormone oder Schmerzmittel, die die Funktion der Leber beeinträchtigen können, abgesetzt werden. Dies muss allerdings unbedingt mit dem behandelnden Arzt oder der behandelnden Ärztin besprochen werden. Auch die Einnahme von Drogen ist leberschädigend und sollte allein deshalb vermieden werden. Um den genauen Zustand einer Fettleber zu klären, bedarf es einer Gewebeprobe, einer sogenannte Leberbiopsie. Bleibt eine Fettleber lange unerkannt oder unbehandelt, so können sich daraus teils ernsthafte Folgeerkrankungen entwickeln wie eine Leberentzündung (Hepatitis), oder gar eine Leberzirrhose.

Eine Entzündung jeglicher Art beeinträchtigt immer auch die Gesundheit unseres Darms und beschränkt ihn im Ausüben seiner Funktionen. Durch eine länger andauernde Entzündung gehen gute Darmbakterien verloren, und wir verlieren an Diversität, es können sich pathogene Keime bilden wie ein Hefepilz. Hefepilze können wiederum Fuselalkohole bilden, welche schließlich die Lebergesundheit beeinträchtigen und die Leber schädigen. Der Kreis schließt sich, und so es ist durchaus möglich, an einer Fettleber zu erkranken, ohne dass man Alkohol trinkt.

Manch einer befindet sich »im Rausch«, weil sein Darm beziehungsweise weil Bakterien, die in seinem Darm angesiedelt sind, ähnlich einer Brauerei Alkohol produzieren, indem sie Kohlenhydrate wie Brot, Mehl oder Nudeln in Ethanol umwandeln. Ein solcher Darm ist fast mit einem Komposthaufen zu vergleichen. Ähnliche Vorgänge oder Reaktionen können auch nach Antibiotikaeinnahmen auftreten oder bei Menschen mit einem geschwächten Immunsystem.

Warum nehme ich zu, obwohl ich kaum etwas esse?

Kennen Sie das? Sie haben eine ganze Woche auf Kuchen, Schokolade, Eis, limonadenartige Getränke, Alkohol und Nudeln verzichtet, und treten dann voller positiver Erwartungen auf die Waage. Was Sie sehen, verschlägt Ihnen den Atem. Sie haben kein Gramm abgenommen, im Gegenteil, die Waage zeigt noch 200 Gramm mehr an als die Woche zuvor. Sie sind maßlos enttäuscht und fragen sich, was nur los ist mit Ihnen. Seit einiger Zeit nehmen Sie nur noch zu, obwohl Sie sich eigentlich gesund ernähren. In einem solchen Fall heißt es oft: Sie haben ein Stoffwechselproblem, oder: Sie ernähren sich falsch. Solche Aussagen helfen weder weiter, noch muntern sie auf. Was gilt es also zu beachten, wenn Sie zunehmen, obwohl Sie kaum etwas essen? Sie werden sich schon denken können, dass Ihr Darm, oder besser gesagt dessen Zustand, auch hier eine tragende Rolle spielt. Nichtdestotrotz gilt es auch dieses komplexe Problem von allen Seiten her zu beleuchten.

Führen Sie eine Liste!

Schreiben Sie mal zwei Wochen lang alles auf, was Sie zu sich nehmen, also alles, was Sie essen, und **auch alles, was Sie trinken**. Es ist wichtig zu klären, ob Ihre Schilddrüse richtig arbeitet. Die Schilddrüsen-Basiswerte sollten hierzu im Labor kontrolliert werden: Weichen diese Werte von der Norm ab, sollten noch weitere Werte abgeklärt werden, damit das Schilddrüsenprofil komplett abgeklärt wird. Weiterhin gilt es zu kontrollieren, ob Ihre Nieren richtig arbeiten und Sie nicht unnötig Wasser einlagern. Denn auch Wasser wiegt, und ein Liter wiegt ein Kilogramm. Wird Ihnen manchmal nach dem Essen schlecht oder übel? Haben Sie nach dem Essen hin und wieder Durchfall oder Bauchschmerzen? Haben Sie Blähungen oder gar einen aufgetriebenen Blähbauch? Gehen Winde ab, und wenn ja, riechen diese? Falls Sie unter einer Nahrungsmittelintoleranz oder gar einer Nahrungsmittelallergie leiden, so würde das eventuell heißen, dass Sie regelmäßig etwas essen, was Ihre Darmschleimhaut schädigt und somit Sie eventuell sogar »dick(er)« macht. Um dies auszuschließen, könnten Sie einen IgE-vermittelten Nahrungsmittelallergietest und einen IgG-vermittelten Nahrungsmittelintoleranztest machen. Hierbei handelt es sich um Blutanalysen, bei denen festgestellt wird, gegen welche Nahrungsmittel eventuell eine Unverträglichkeit oder Allergie besteht. Der Test ist mit einem für Sie individuell erstellten Essensplan verbunden. Näheres hierzu finden Sie im Kapitel »Was ist eine gute Ernährung für meinen Darm«. Nehmen Sie Hormone ein, wie die Pille, oder hatten Sie in letzter Zeit eine Chemotherapie oder eine Cortisonbehandlung? Wie Sie bereits wissen, können manche Medikamente die Darmflora erheblich verändern.

Sollten alle Eventualitäten abgeklärt und alle Werte innerhalb der Norm sein, bleibt noch ein sehr wichtiger Punkt zu bearbeiten, der absolut wichtigste Punkt: Es gilt abzuklären, wie Ihre Verdauung funktioniert und wie Ihre Darmbakterien zusammengesetzt sind. Auch hier wollen wir betonen, dass ein täglicher Stuhlgang nicht unbedingt heißt, einen gesunden, gut funktionierenden Darm zu haben. Wie schon erklärt, beherbergen wir viele verschiedene Gruppen und Untergruppen an aktiv wirkenden und vermehrungsfähigen Darmbakterienstämmen in unserem Mikrobiom. In unserem spezifischen Fall (Gewichtszunahme bei wenigem Essen) geht es besonders um zwei größere Gruppen an Darmbakterien, nämlich die Firmicutes und die Bacteroidetes.

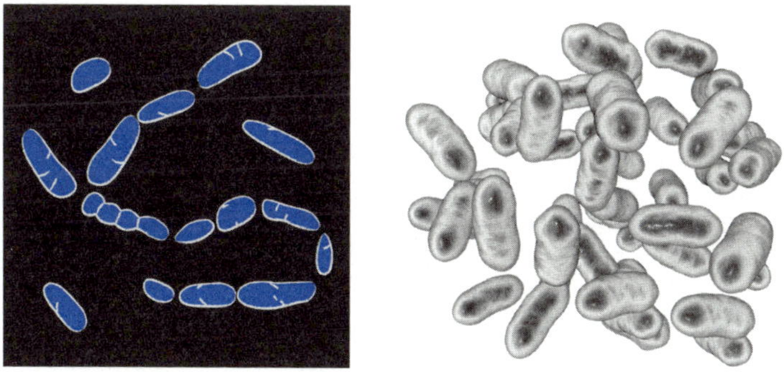

Mengenmäßig größte Bakterienstämme im Darm – Firmicutes und Bacteroidetes

Eventuell haben Sie schon etwas von der sogenannten Firmicutes-/Bacteroidetes-Ratio, dem Mengenverhältnis der Bakterien gehört. Diese besagte Ratio kann im Stuhl gemessen werden und sagt aus, ob Ihr Organismus imstande ist, Kohlenhydrate zu verstoffwechseln, also zu verkapseln und mit dem Stuhl auszuscheiden, oder ob er Kohlenhydrate »einbaut« und Sie (dadurch) an Gewicht zulegen. Sollte Letzteres der Fall sein, so wird diese Untersuchung Aufschluss darüber geben, wie Sie dem Problem entgegentreten können. Haben Sie nämlich ein Zuviel an Firmicutes-Bakterien, so ist es möglich, dass Sie zunehmen, auch wenn Sie sich »vernünftig und mit Maß« ernähren. Das Ziel liegt also darin, ein Übermaß an Bacteroidetes-Bakterien zu haben, oder besser gesagt, die Ratio (Firmicutes/Bacteroidetes) wieder ins Gleichgewicht zu bringen. Um dies zu erreichen und das Problem Gewicht oder gar Übergewicht in den Griff zu bekommen, sollten Sie über einen bestimmten Zeitraum (der zwischen drei und sechs Monaten, vielleicht sogar noch länger, je nach Befund, betragen kann) eine für Sie maßgeschneiderte Darmtherapie machen. Eine solche Therapie sollte von einem dafür ausgebildeten Therapeuten erstellt und am besten auch überwacht werden. Eine adäquate Therapie wird mit der Zeit Ihre Darmbakterien wieder auf Trab und vor allem ins Gleichgewicht bringen.

Die Ernährung im Blick behalten

Selbstverständlich sollte auch Ihre Ernährung angepasst sein, das heißt, wenig Kohlenhydrate, wenig Zucker, wenig Alkohol, wenig Kohlensäure. Sie sollten fermentiertes Gemüse bevorzugen sowie Kräutertees, stilles Wasser, Fisch und weißes Fleisch (Proteine/Aminosäuren). Bei veganer oder vegetarischer Ernährung sollte der Ernährungsplan entsprechend angepasst werden. Sie sollten auch auf die richtige Trinkmenge achten, die bei gesunden Menschen bei einer Tagesmenge von etwa 35 ml pro Kilo Körpergewicht liegt. Für herz- oder nierenkranke Menschen ist die Norm jedoch eine andere. Hier wird die Trinkmenge wahrscheinlich um Einiges geringer sein. Wie so oft setzt ein Problem sich aus mehreren Aspekten zusammen. Im Fall »Gewichtsproblem« sollten Sie unbedingt auch auf eine gute Schlafhygiene achten. Schlafen Sie regelmäßig weniger als sieben Stunden, so werden zu wenig Sättigungshormone ausgeschüttet, und Sie entwickeln schneller ein Hungergefühl. Auch wenn die Darmgesundheit in diesem Buch im Mittelpunkt steht, gilt es, wie immer, die Dinge ganzheitlich anzugehen und die Darmbakterien und deren Wirkungsgrad mit allen möglichen Mitteln zu unterstützen.

Sinn und Zweck einer Bacteroidetes-Firmicutes-Ratio

Mit der richtigen Firmicutes/Bacteroidetes-Ratio und einer gut besiedelten Darmschleimhaut erhöhen Sie Ihre Chancen auf Normalgewicht um ein Vielfaches.
Firmicutes- und Bacteroidetes-Stämme sollten idealerweise in einem Verhältnis 1:1 stehen. Variiert dieses Verhältnis leicht und verschiebt sich zu einer Ratio von 2:1, so ist dieser Wert weder beunruhigend noch nennenswert. Ab einem Messwert von 3:1 sollte jedoch eingegriffen werden. Übergewichtige haben des Öfteren eine Ratio, welche im Verhältnis 10:1 steht. Die bisher höchste gemessene Ratio liegt nach unseren Erkenntnissen bei einer Ratio von 2200:1. So hoch sollte man einen Wert auf keinen Fall ansteigen lassen!
In Notzeiten wie Hungerperioden wird eine etwas erhöhte Firmicutes-/Bacteroidetes-Ratio dem Körper mehr Energie zur Verfügung stellen und ist durchaus berechtigt. In Zeiten des Überflusses führt sie jedoch zu Übergewicht. Regulierende Maßnahmen sind u. a. eine kohlenhydratreduzierte Kost, Bewegung, gesunde Ernährung und die Einnahme probiotischer Stämme, mit dem Ziel, die Ratio wieder ins Gleichgewicht zu bringen. Hier können u. a. verschiedene Bakterienstämme aus den Familien Lactococcus, Lactobacillus und Enterococcus helfen, die aggressiven Firmicutes-Bakterien zugunsten der Bacteroidetes-Bakterien zu verdrängen. Füttert man zusätzlich die Bacteroidetes-Bakterien mit Apfelpektin an, welches für sie heiß begehrte Nahrung ist, so kann man erreichen, dass sie sich vermehren und nachhaltig im Darm ansiedeln. Auch hier wird uns wieder bewusst, dass sowohl eine Diagnose als auch eine Therapie immer unter Berücksichtigung verschiedener Aspekte erstellt werden sollte.

Warum ist Diabetes kein Zuckerschlecken?

In Deutschland gibt es etwa acht Millionen Diabetiker, die Dunkelziffer liegt wahrscheinlich wesentlich höher. Die Erkrankung Diabetes mellitus teilt sich grundsätzlich in zwei verschiedene Typen auf, Typ 1 und Typ 2. Wir kennen auch noch den Typ-3-Diabetes, Diabetes Mody und den Schwangerschaftsdiabetes, der aber oft, sogar meistens, reversibel ist. Diabetes Mody ist auf einen genetisch bedingten Defekt der Betazellen bei Jugendlichen zurückzuführen. Im ungünstigen Fall kann er mit der Zeit in einen Diabetes Typ 2 ausarten. Typ-1-Diabetes gehört zu den Autoimmunerkrankungen und ist immer insulinpflichtig. Oft hat diese Erkrankung einen genetischen Hintergrund oder entsteht nicht selten nach einem schwerwiegenden Infekt.

Typ-1-Diabetes entsteht häufig in jungen Jahren, manchmal sogar schon bei Babys. Hier richtet sich das körpereigene Immunsystem gegen diejenigen Zellen in der Bauchspeicheldrüse, die für die Insulinproduktion zuständig sind. Durch diesen Vorgang werden diese Zellen zerstört, und es kommt oft schon binnen Tagen bis Wochen, also wirklich schnell, zum Ausbleiben von ausreichender Insulinproduktion. Die Patienten müssen fortan regelmäßig, das heißt ein- bis mehrmals täglich Insulin spritzen oder das Insulin durch eine Insulinpumpe zuführen. Hierfür werden Betroffene geschult, sodass sie genau ausrechnen können, wann und wie viel Insulin sie benötigen.

Trotz Insulininjektion, oder gerade deswegen, gilt es hier, genauestens auf die Ernährung zu achten. Auch wenn es sich fast von selbst versteht, dass Diabetiker auf Zucker in Reinform jeglicher Art verzichten sollten, so dürfen wir nicht vergessen, dass in unserer körpereigenen Chemiefabrik permanent Stoffe umgewandelt werden, also auch Zuckerverbindungen entstehen. Diabetiker brauchen demnach unbedingt eine Ernährungsberatung und sollten die Empfehlungen auch ernsthaft beachten. Die Folgeerkrankungen und Spätfolgen eines (schlecht eingestellten) (Typ-1-)Diabetes sind nämlich multipel und nicht zu unterschätzen.

Mögliche (Spät-)Folgen einer Diabeteserkrankung

Typ-1-Diabetes

- Herz-Kreislauf-Erkrankungen
- Beeinträchtigung der Nierentätigkeit bis hin zur Dialyse
- Polyneuropathien an Händen und Füßen
- schlecht heilende Wunden
- Durchblutungsstörungen
- schlechtes Sehen
- Erkrankungen der Netzhaut
- schlechtes Hören usw.

Der Typ-2-Diabetes gehört u. a. zu dem Beschwerdebild »Metabolisches Syndrom« und leider allzu oft zu den sogenannten Wohlstandserkrankungen.

Typ-2-Diabetes

- erhöhte Blutfette
- erhöhter Blutzucker
- erhöhter Blutdruck
- Übergewicht
- eher Insulinresistenz als Insulinmangel

Eine Kombination verschiedener Werte kann sehr gefährlich werden und erhöht das Risiko von Schlaganfall, Herzinfarkt und und frühzeitigen Tod.

Bei einer Insulinresistenz spricht der Körper zwar noch auf Insulin an, aber nicht mehr ausreichend. Dies hat zur Folge, dass der Zucker nicht mehr ausreichend in die Zellen geschleust werden kann und somit der Blutzuckerspiegel ansteigt. Da der menschliche Organismus eigentlich darauf angelegt ist, sich selbst zu helfen, versucht das zuständige Organ, also in diesem Fall die Bauchspeicheldrüse, zunächst größere Mengen an Insulin zu produzieren. Wenn dieser Reparaturmechanismus irgendwann nicht mehr ausreicht, um die Insulinresistenz zu überwinden, entwickelt sich ein Typ-2-Diabetes. Sogar Medikamente wie Glukokortikoide (Cortison) können das Entstehen eines Typ-2-Diabetes beschleunigen oder begünstigen. Dies erklärt auch, wieso Blutzuckerwerte unter einer Cortisontherapie ansteigen können.

Der Stoffwechsel bei einer Diabetes-Erkrankung

Etliche Stoffwechselerkrankungen, wie zu hohe Schilddrüsenwerte oder gar das Cushing-Syndrom (der Körper produziert zu viel Cortisol), aber auch einige Infektionskrankheiten können schlimmstenfalls einen Diabetes auslösen. Wird der Typ-2-Diabetes in der Anfangsphase mit Tabletten therapiert, so kommen viele Typ-2-Diabetiker mit der Zeit auch nicht darum herum, Insulin zu spritzen. Die Tatsache, dass Insulin lebensrettend sein kann, heißt jedoch noch lange nicht, dass ein Diabetiker lebenslänglich Insulin spritzt und damit sein Problem im Griff hat. Diabetiker haben einen anderen Stoffwechsel als Nicht-Diabetiker.

Ein Hauptproblem dabei ist, dass der Blutzuckerspiegel permanent erhöht ist, also eine chronische Hyperglykämie besteht. Diese macht sich unter anderem durch häufigen Harndrang und starken Durst bemerkbar. Der Zuckerspiegel steigt im Blut an und kann dort »gemessen« werden. Ausschlaggebend sind jedoch nicht nur die Nüchtern-Glukosewerte, sondern auch, oder insbesondere, der Langzeitzuckerwert, welcher unter dem Namen Hba1c bekannt ist. Dieser Wert sollte, je nach Labor, unter 5,7 Prozent liegen. Werte über der Norm sind hinweisgebend für einen Diabetes und müssen ernst genommen werden. Insulinpflichtige Diabetiker müssen genauestens darauf achten, wie viel Insulin sie spritzen und auch, wann sie Insulin spritzen. Wird dies fahrlässig gehandhabt, kann es zu unangenehmen und sogar (lebens)gefährlichen Unterzuckerungen kommen. Diabetiker oder Menschen, die durch ihren Stoffwechsel, ihre Erbanlagen oder ihren Lifestyle hierfür besonders gefährdet sind, sollten also unbedingt den Zuckerkonsum einschränken.

Wie wir wissen, ernähren sich auch einige Bakterienstämme von Zucker wie eben der Hefepilz, der in einem gesunden Darmtrakt nichts zu suchen hat. Ein Grund mehr, oder besser gesagt, ein sehr triftiger Grund und eigentlich ein absolutes Muss, den Zuckerkonsum einzuschränken. Da viele Getränke, alkoholische wie nicht-alkoholische (versteckte), Zucker beinhalten, gilt es nicht nur auf das zu achten, was gegessen wird, sondern auch auf das, was getrunken wird. Es gibt Stoffe und Pflanzen wie das Lektin und die Bittergurke, die eine besondere Affinität zu Insulinrezeptoren haben und somit den Blutzuckerspiegel senken können.

Diabetes ist alles andere als ein Zuckerschlecken, und Diabetiker brauchen besonders aktive und »wache« Darmbakterien sowie ein gut besiedeltes Mikrobiom, damit Stoffwechselvorgänge so gut wie möglich ablaufen. Auch Entzündungen können den Blutzucker ansteigen lassen.

Warum werden die Krankheiten jünger?

Im Schnitt werden wir heutzutage alle älter als die Menschen noch vor 100 Jahren. Nicht zuletzt haben wir dies zum Teil der klassischen Schulmedizin zu verdanken, die die Menschheit ab der Mitte des Lebens, und manchmal sogar schon viel früher, mit Medikamenten für Herz und Kreislauf, Blutfluss u. v. m. versorgt. Trotz alledem stellen wir tagtäglich in unseren Praxen und auch in unserem Bekanntenkreis und Umfeld fest, dass immer mehr jüngere Menschen über diffuse oder auch konkrete Beschwerden klagen. Oft haben Patienten nicht mal die zweite Lebenshälfte erreicht und schon so manch operativen Eingriff oder so manche chronische Odyssee hinter sich.

Frühe Alterserkrankungen

Sogenannte typische Alterserkrankungen treffen heute immer mehr Menschen mittleren Alters. Wir sehen einen wesentlichen Grund in der veränderten minderwertigen Ernährung und dem Mangel an darmschleimhautfördernden Nahrungsmitteln wie Ballaststoffen und faserhaltigen Nahrungsmitteln. Des Weiteren haben wir heute eine veränderte Umwelt und sind tagtäglich toxischen Belastungen ausgeliefert. Zum anderen stehen in der heutigen Zeit des vermeintlichen medizinischen Fortschritts auch bessere und feinere Diagnosemöglichkeiten zur Verfügung und können so ein verzerrtes Bild entstehen lassen.

Es ist also durchaus berechtigt, darüber nachzudenken, woran es wohl liegen mag, dass die Gesellschaft trotz modernster medizinischer Versorgung und trotz aller Forschung und Fortschritte immer mehr junge Menschen mit Erkrankungen zu verzeichnen hat, die weit über einen Schnupfen hinausgehen. Sogar die Erkältungskrankheiten nehmen trotz bester Versorgung von Heizung und der Verfügbarkeit von adäquater Kleidung ständig und stetig zu. Viele Menschen klagen über permanente Nasennebenhöhlenentzündungen, nicht zuletzt vielleicht bedingt durch zu trockene Luft.

Welches Thema wir auch anschneiden und worüber wir auch immer nachdenken, es wird uns bewusst, wie sehr es darauf ankommt, sich immer im Gleichgewicht zu halten oder zumindest in diese Richtung zu laufen. Dieses Gleichgewicht brauchen wir auf allen Ebenen, der körperlichen, der seelischen und der geistigen. Wie wir inzwischen wissen, ist sowohl unsere körperliche wie auch unsere seelische Gesundheit davon abhängig, wie gesund unser Mikrobiom ist. Sind unsere Bakterien nicht im Gleichgewicht, so werden wir über früher oder später krank werden. So manch einer greift mehrmals jährlich zu einem Krankenschein, weil ihn eine Erkältung vollkommen lahmgelegt hat.

Halsschmerzen plagt viele Patienten immer wieder den ganzen Winter über, und Mittelohrentzündungen haben bei Kindern Hochkonjunktur. So manch einer steht in späteren Jahren in der Hälfte seiner Zeit der Familie zur Verfügung, um auf verschnupfte Enkel aufzupassen. Erkältungskrankheiten sind ein zusätzlicher Stresspegel für eh schon viel zu sehr gestresste Familien. Es ist heutzutage nicht selten, dass schon Studenten über Reizdarm oder chronisch entzündliche Darmbeschwerden klagen und regelmäßig Cortison oder Schmerzmittel einnehmen. Schilddrüsenerkrankungen stehen an der Tagesordnung, der Konsum an Schilddrüsenmitteln nimmt stetig zu, genauso wie die Unterversorgung mit Jod.

Vorsorgeuntersuchungen werden meist ab dem 50. Lebensjahr angeboten. Fallen sie ohne Befund (o. B.) aus, erfolgt weiter nichts, außer der Empfehlung, in zwei bis fünf Jahren, bei Darmspiegelungen in zehn Jahren, das Gleiche zu wiederholen. Wenn Sie sich inzwischen in der zweiten oder dritten Lebenshälfte befinden, so werden Sie sich vielleicht noch daran erinnern, wie Ihr Alltag früher mal war. Wie oft sind Sie zum Arzt gegangen, wie oft mussten Sie Gebrauch von einem Krankenschein machen, wie lange haben Sie in den Wartezimmern gesessen, und wie waren diese gefüllt? Wahrscheinlich wissen Sie schon längst, worauf wir hinauswollen. Nämlich auf die traurige Tatsache, dass heutzutage viele Menschen in oder kurz vor der zweiten Lebenshälfte schon mit ernsthaften Erkrankungen wie Divertikeln (Ausstülpungen der Darmschleimhaut), Herz-Kreislauf-Erkrankungen wie zu hoher Blutdruck, erhöhte Cholesterinwerte, Herzinfarkt, oder Schlaganfall zu kämpfen haben. Schauen Sie doch mal um sich, wer alles in den Wartezimmern sitzt. Und schauen Sie in die Mienen von diesen leidenden und oft auch leidgeprüften Mitmenschen. Viele dieser eben genannten Erkrankungen sind zum einen lebensgefährlich, zum anderen bleiben sie, im Falle des Überlebens, oft nicht ohne starke Nebenwirkungen. Somit haben Betroffene im Nachhinein häufig eine eingeschränkte Lebensqualität.

Nicht zu vergessen der tägliche chemische Medikamentencocktail, den sie zu sich nehmen, der wiederum die Darmflora und deren Besiedelung schädigen wird.

Die Gestaltung des Alltags lässt tief blicken

Diese Beobachtungen führen dazu, dass man diesen teils doch sehr traurigen Tatsachen auf den Grund geht und sich die Frage stellt, wie es wohl so weit kommen konnte. Haben Sie schon mal bei Veranstaltungen wie Konzerten, Gottesdiensten, verkaufsoffenen Sonntagen oder Sommerfesten in die Runde geschaut? Ist Ihnen aufgefallen, wie angestrengt die Menschen durchaus aussehen? Wie viele sind Ihrer Meinung nach mit einer Präventionstherapie beschäftigt? Für wie viele hat der Erhalt ihrer Gesundheit absolute Priorität? Und verzeihen Sie uns die konkrete und persönliche Frage: Welche dieser vorherigen genannten Erkrankungen hatten oder haben Sie selbst oder jemand aus Ihrem Umfeld?

Vielleicht ist Ihnen ja schon lange bewusst, dass das Ganze mehr als die Summe seiner Teile ist. Vielleicht ist Ihnen durch die vorigen Kapitel ein Licht aufgegangen, und Sie haben die Zusammenhänge erkannt, die dafür verantwortlich sind, dass Krankheiten trotz medizinischen Fortschritts, der in manchen Sparten keinesfalls zu unterschätzen ist, leider doch immer mehr überhandnehmen.

Ironischerweise ist es für viele Menschen normal, schon in jungen, vielleicht in zu jungen Jahren, über Falten unterspritzen oder Liftings nachzudenken. Das, was man von außen sieht, ist vielen Menschen, ob in der ersten, der zweiten oder der dritten Lebenshälfte, doch relativ wichtig. Unseren Beobachtungen nach fehlt aber oft auch hier das ganzheitliche Denken. Bevor man darüber nachdenkt, wie und wo man Falten unterspritzen könnte, wäre es ratsam, darüber nachzudenken, wieso Falten überhaupt entstehen. Schon Goethe sagte: »Nichts ist drinnen, nichts ist draußen: Denn was innen, das ist außen.« Sprich, haben wir eine ungute Situation in unserem Mikrobiom, haben wir eine schlechte Mikrozirkulation, und sind wir womöglich übersäuert, so haben wir eine schlechtere Zellfunktion und neigen natürlich zu Falten und auch zu anderen Erkrankungen. Das Resultat einer Faltenunterspritzung ist nur von geringer Dauer, wenn der Ursache nicht auf den Grund gegangen und das Problem nicht auch von innen her behoben wird.

Eine weitere Frage wäre, wieso Gelenke heutzutage so früh und so schnell verschleißen. Vielleicht erinnern Sie sich daran, mit welchem Alter Ihre Eltern einen Stock oder eine Gehhilfe benötigten und was sie bis dahin körperlich in ihrem Leben geleistet hatten. Und dann überlegen Sie mal, wie viele der jüngeren Menschen in Ihrem Umfeld schon an sogenannten Verschleißkrankheiten leider, über Sehnenscheidenentzündungen oder Gelenkschmerzen klagen. Und was haben sie im Anschluss daran gemacht? Weiter wie bisher oder präventive Maßnahmen getroffen?

Laut Statistik sind Herz-Kreislauf-Erkrankungen immer noch die Todesursache Nr. 1 in Deutschland. Wenn wir vermeiden wollen, dass früher oder später ein Schlag uns psychisch oder physisch trifft, so ist es von eminenter Bedeutung, dort anzusetzen, wo die Weichen für ein gesundes Leben gestellt werden. Dass dies zum größten Teil in unserem Darm geschieht, dürften Sie inzwischen nachvollziehen können.

Werden Frauen anders krank als Männer?

Frauen und Männer sind von Natur aus mit anderen hormonellen Systemen ausgestattet. Diese Systeme unterliegen bei beiden Geschlechtern Schwankungen, die jedoch ganz oft unbemerkt und auch ohne gesundheitsschädigende Folgen bleiben. Von diesem Hormonzirkus bleibt auch das Geschehen in unserem Darm nicht verschont, nicht zuletzt dadurch, dass der Darm für die Produktion verschiedener Neurotransmitter (Botenstoffe) (mit-)verantwortlich ist. Krankheitsbilder zeigen sich bei Frauen und Männern in diversen Formen, sowohl im Ablauf wie in der Wahrnehmung.

Wer kennt nicht den Ausdruck »Männerschnupfen« ...? Auch anatomisch sind Frauen und Männer verschieden angelegt. Dies nicht nur bezüglich ihrer Geschlechtsteile oder sekundären Geschlechtsmerkmale, sondern auch, was die Muskulatur und das Bindegewebe anbelangt.

Frauen leiden oft unter einem schwachen Bindegewebe und der sogenannten Orangenhaut, die nicht nur die Damenwelt oft ästhetisch an ihre Grenzen bringt, sondern vor allem auf eine Entzündung im Organismus hinweist. Entzündungen wiederum schädigen die Permeabilität der Darmschleimhäute und führen, langfristig und unbehandelt, zu einem Problem im Darm. Wie Sie mittlerweile wissen, zeichnet sich der Darm für viele Beschwerden und Krankheitsbilder verantwortlich. Dies ist der Beginn eines Teufelskreises, oft entstehen dabei Krankheitsbilder, die nur schwer die Zusammenhänge erkennen lassen. Die Konsequenz hiervon kann zu einer frühen Chronifizierung einer Krankheit führen.

In Stresssituationen reagieren Frauen und Männer verschieden – im Krankheitsfall auch. Zeigt man Männer und Frauen Fotos oder Bilder von sich, so finden Frauen sich vielleicht zu dünn, zu dick oder nicht gut genug gestylt, Männer hingegen legen Wert darauf, dass das Bild gut beleuchtet ist. Frauen neigen dazu, über ihre Wehwehchen zu reden, oft sogar sehr ausgelassen, ausführlich und detailliert. Fragt man Männer nach ihrem Befinden, so ist die Antwort gerne einfach: »gut«. Als »gut« bezeichnen Männer oft auch noch eine Situation, in der sie kurz vor dem Burn-out sind. Wir können davon ausgehen, dass nicht nur Gehirne von Frauen und Männern grundverschieden ticken, sondern auch, dass die Bauchhirne von Männern und Frauen unterschiedlich funktionieren. Das Bauchhirn und dessen Funktion ist für unsere Gesundheit von wesentlicher Bedeutung.

Wer gestaltet wie?

Der Lifestyle von Frauen und Männern ist recht unterschiedlich. Der Lifestyle wiederum beeinflusst unsere Gesundheit oft mehr als uns lieb und recht ist. Oft entwickeln sich aus dem Lifestyle Gewohnheiten, die uns in Fleisch und Blut übergehen und deren Konsequenzen uns nicht immer wirklich bewusst sind.

Lifestyle bedeutet nicht, oder nicht nur, die Art, wie wir uns stylen, kleiden oder pflegen, sondern auch, wie wir leben und mit Lebenssituationen umgehen. Dazu gehören sowohl die Ernährung wie auch der Konsum von Genussmitteln (Süßigkeiten, Tabak oder Alkohol) und für manch einen das tägliche Glas Wein oder das Feierabendbier. Freizeitaktivitäten, Sport und soziale Kontakte gehören ebenfalls zu unserem Lifestyle, genauso wie sexuelle Beziehungen. Wir können uns wohl bedenkenlos darauf einigen, dass Männer und Frauen diese Dinge grundverschieden gestalten, empfinden und auch erleben.

Das Bild der Frau hat sich in den letzten Jahren und Jahrzehnten stark gewandelt. Waren Frauen früher oft nur »Mütterchen« am Herd und haben sich überwiegend um die Erziehung der Kinder und den Haushalt gekümmert, so bekleiden Frauen heute oft verantwortungsvolle Positionen im Berufsleben, kümmern sich außerdem um Haus, Haushalt, Familie und Kinder und halten die sozialen Kontakte aufrecht. Dass diese Art von Lifestyle auch Stress mit sich bringt, verwundert nicht.

Di- und Eu-Stress

Der Begriff Stress wurde von dem Forscher Hans Selye geprägt. Stress beginnt oft mit einem Gedanken (daran) und ist ein subjektives Empfinden. Den Begriff Stress bringt man meistens in Verbindung mit Zeit, oder besser mit dem Gefühl, keine Zeit zu haben. Stress(-pegel) kann man heutzutage sogar messen, entweder an der Stressskala (Empfinden von 1 bis 10), aber auch im Blut, im Speichel oder im Urin, u. a. anhand der Cortisolwerte und der Serotoninwerte.

Stress zeigt sich, wie vieles in der Natur, vielfältig, und zwar in Frust, Burn-out oder Depression. Steht man (zu) oft unter Stress, so beschleunigt man nicht nur den Alterungsprozess, sondern auch den Abbau von guten Darmbakterien und somit den Verlust der Artenvielfalt, und insbesondere schadet man damit seiner Gesundheit. Laut WHO ist Stress die größte Gesundheitsgefahr des 21. Jahrhunderts.

Wir unterscheiden zwischen Di- und Eu-Stress. Eu-Stress kann motivierend und ein sogenannter Antreiber sein. Er löst sich wieder auf und ist meistens von einem Spaßfaktor, manchmal sogar von einer bestimmten Euphorie begleitet. Di-Stress dauert über längere Zeit an und hat eine schädigende Wirkung auf die Gesundheit. Entzündungen oder stille Entzündungen können entstehen, und dies meistens zuerst mal im Darm. Schlimmstenfalls führen solche Entzündungen zu organischen Schäden. »Tight junctions« lösen sich auf, somit wird der Nährboden für ein »Leaky-Gut-Syndrom« bereitet. Ab diesem Zeitpunkt können Betroffene den Stress spüren, weil erste Symptome wie Magen-Darmprobleme, Übelkeit, Kopfschmerzen, Muskelverspannungen, rezidivierende Infekte, Haarausfall oder (Gelenk-)Schmerzen entstehen. Das Kurzzeitgedächtnis leidet, und manch einer macht sogar einen verwirrten Eindruck. Emotionen wie Wut, Angst oder Hoffnungslosigkeit kommen hoch, oftmals begleitet von Schlafstörungen und aggressivem Verhalten. Eine häufige Folge von solchen Stressreaktionen sind funktionelle gastrointestinale Störungen, sogenannte Mikroentzündungen, die nicht in der Koloskopie sichtbar sind, sondern erst durch Biopsien nachgewiesen werden können (G. Krejs – Mikroscopic Colitis).

In den Neuronen des Darms finden wir die Substanzen und Moleküle wieder, die das Gehirn für die Erinnerung benutzt. Die wissenschaftliche Forschung geht davon aus, dass frühe Stresserlebnisse im Gehirn und Darm »verankert« sind und die Bauch-Hirn-Achse lebenslänglich sensibilisieren. Dies könnte u. a. bedeuten, dass Babys, die unter 3-Monatskoliken gelitten haben, als Erwachsene einen Reizdarm entwickeln. Auch an diesem Beispiel sehen wir wieder, wie wichtig es ist, auch auf kleinste Details einzugehen. Kein einziges Symptom oder Empfinden ist unwichtig, lächerlich oder übertrieben. Im Gegenteil, es kann genau das Puzzleteil sein, das den richtigen diagnostischen Hinweis gibt.

Unser Darm kann sowohl auf Di-Stress als auch auf Eu-Stress reagieren. Wenn solche Reaktionen häufig vorkommen, führt das wiederum dazu, dass der Darm fehlfunktioniert und seinen Aufgaben nicht ganz gerecht werden kann. Mit der Zeit kann dies ein ungesundes Maß annehmen.

Der neue Stress: Multitasking

Multitasking setzt den Organismus erheblichen Stresssituationen aus – oft ist Multitasking tatsächlich ein Frauenthema. Empfundener oder tatsächlicher Stress zeigt sich auf verschiedene Arten und Weisen, ein Migräneanfall oder auch so manche Schwangerschaft bringen Frauen an ihre Grenze. Seit knapp 60 Jahren steht Frauen die Antibabypille zur Verfügung, die es erlaubt, den Hormonzyklus zu steuern oder anders ausgedrückt, zu manipulieren. Dies hat einige Vorteile, aber auch etliche Nachteile mit sich gebracht, besonders, was die Gesundheit der Frauen betrifft. So neigen Frauen zum Teil dazu, in depressive Phasen zu verfallen, oft sogar zyklusgesteuert, doch für Betroffene und deren Umfeld ist dies nur schwer zu verstehen. Im Laufe des Zyklus einer Frau verändern sich auch die Stuhlgewohnheiten, und so klagen einige Frauen über einen aufgetriebenen Bauch, Blähungen oder gar Verstopfung. Andere wiederum haben mit Durchfall zu kämpfen. Diese Plagen der Frauen in der »fruchtbaren Zeit« können sich im Klimakterium wandeln, indem sie entweder zum Teil verschwinden oder sich sogar verschlechtern. Frauen in der Prä-, Post- oder Menopause klagen oft über einen aufgetriebenen Bauch, Blähungen, nicht zu verwechseln mit dem sogenannten Bierbauch der

Herrenwelt, welcher sich in Fetteinlagerungen, ähnlich einer Apfelform, bemerkbar macht. Ist der Blähbauch der Damenwelt auch lästig, so ist der Bierbauch der Herrenwelt jedoch als gefährlich einzustufen und kann ein Vorläufer oder Verursacher von späteren kardiovaskulären Erkrankungen sein.

Hier gilt es, vorsichtig zu sein und solche Symptome gründlich untersuchen und abklären zu lassen. Auch andere Erkrankungen wie bösartige Erkrankungen der Eierstöcke können als Symptom einen aufgetriebenen Bauch haben.

Stress und alles, was damit zusammenhängt, kann eine Migräneanfall begünstigen, was manchem Mann als »Ich habe Kopfschmerzen« bekannt sein dürfte. Migräne ist ein zermürbender, zerberstender Kopfschmerz, der etwa acht Millionen Menschen in Deutschland betrifft. Frauen sind davon doppelt so häufig betroffen wie Männer. Der Eindruck drängt sich auf, dass Männer und Frauen auf Krankheiten unterschiedlich reagieren - können wir davon ausgehen, dass der Darm der Damenwelt auch anders funktioniert und anders mit Erkrankungen umgeht, als der Darm der Herrenwelt? Dies könnte bedeuten, dass Frauen tatsächlich anders krank werden als Männer.

Was stresst Männer?

In Zeiten von schneller, höher, weiter und immer mehr leisten zu müssen, um mithalten zu können bei Reformen von Umstrukturierung und Rentabilitätsberechnungen, und den stetig wechselnden und wachsenden Forderungen auf dem Arbeitsmarkt, sind Männer heutzutage ebenfalls vielen Belastungen ausgesetzt, die Generationen zuvor in diesem Maß nicht kannten. Da viele Männer sich sehr oft noch als den »Versorger« der Familie sehen und Frau und Kindern ein schönes Zuhause und einen entsprechenden Lebensstandard bieten wollen, setzen sie sich tagtäglich beruflichen Belastungen aus, die auch den stärksten Mann mit der Zeit an seine Grenzen bringen können.

Was man bei Frauen als Wechseljahre bezeichnet, nennt man bei Männern Andropause. In diesen Zeiten hormoneller Umstellung hat auch so mancher Mann mit Gewichts- und Schlafproblemen zu kämpfen. Verminderte Konzentration, geschwächte Gedächtnisleistung oder Libidoverlust können in diesem Lebensabschnitt zum Problem werden. Bandscheibenvorfälle und Erektionsstörungen sind oft eine Reaktion auf ein Zuviel an Stress und einen zu hohen und zu lang andauernden Belastungspegel.

Um weiter funktionieren zu können greifen Männer schon mal eher zu Medikamenten wie Schlaf- oder Schmerzmittel, welche auf Dauer wiederum die Darmschleimhäute schädigen und die Artenvielfalt deren Besiedler reduzieren. Bakterielle Entzündungen wie rezidivierende Nasennebenhöhleninfekte oder Prostataentzündungen können in einem direkten Zusammenhang mit der Darmgesundheit stehen. In jungen Jahren greifen Männer schon mal zu Stimulanzien wie koffeinhaltige Getränke oder Energy Drinks, einige konsumieren auch regelmäßig Alkohol, was wiederum die Leber sehr stark belasten kann. Obwohl man heutzutage weiß, dass Rauchen eigentlich ein Nervengift ist und als gesundheitsschädlich eingestuft wird, reduzieren manche Patienten ihren Zigarettenkonsum nicht und denken nicht daran, das Rauchen ganz einzustellen.

Ob nun aus Genuss, Sucht oder Leidenschaft geraucht wird, wird nichts daran ändern, dass sich über kurz oder lang Durchblutungsstörungen bilden können, die die Lebensqualität erheblich einschränken werden. Potenzstörungen, Raucherbein, Schlaganfall, Herzinfarkt, chronisch obstruktive Lungenerkrankungen oder gar Karzinome können eine ernsthafte Folgeerkrankung sein, mit der so mancher Mann sich dann oft mehr schlecht als recht rumplagen muss. Die Konsequenz einer solchen Erkrankung ist meistens, dass Betroffene dann lebenslänglich Blutdrucksenker, Blutverdünner, Lipidsenker oder Cortison einnehmen sollen. Um diesen Medikamentencocktail irgendwie zu vertragen, wird dann noch ein Säureblocker verordnet mit dem Vermerk, dass dies den Magen schützen sollte. Wenn hier nicht eingegriffen wird und parallel schon mal eine Darmsymbioselenkung angestrebt wird, bleibt der Teufelskreis aufrechterhalten, Entzündungen werden überhandnehmen, gute Bakterien werden absterben,

»tight junctions« werden sich öffnen, und die Schleimhautpermeabilität wird sich erhöhen, was in der Konsequenz ein »Leaky-Gut-Syndrom« nach sich zieht. Doch noch immer wird eher mehr Wert auf die Wartung des Autos als auf eine Vorsorgeuntersuchung oder eine prophylaktische Therapie gelegt.

Unterschiede in der Ernährung

Dieses Kapitel wäre nicht komplett, wenn wir nicht noch erwähnen würden, dass Frauen und Männer sich unterschiedlich ernähren und Männer gerade in Belastungsphasen gerne zu Alkohol und (zu viel) Essen greifen. Dies kann eine erhöhte Harnsäurebildung zur Folge haben, welche schlimmstenfalls in einem Gichtanfall endet. Fakt ist, dass Fett sich bei Männern anders ansiedelt als bei Frauen. Und zwar stellt der im Volksmund geläufige Bierbauch eine ausgeprägte endokrine Aktivität dar. Das heißt, dass das Fett sich vorerst mal nach außen unsichtbar im Bauchbereich ansiedelt. Irgendwann wird es dann auch äußerlich sichtbar. Jedenfalls erhöht ein solcher »Männerbauch« die Wahrscheinlichkeit auf Herzinfarkt oder Schlaganfall. Bei Frauen siedelt sich Fett subkutan, oft im Po-Hüft-Oberschenkelbereich, an, wird dadurch eher sichtbar, ist aber weniger gefährlich.

Wie wir aus diesen Beispielen ersehen, hat jede Erkrankung ihre sogenannten »Nebenschauplätze« und Konsequenzen und sollte ganzheitlich behandelt werden. Ein gesunder Darm ist eine gute Voraussetzung für weitere Behandlungserfolge. Umgekehrt kann man sagen, dass jede Erkrankung unseren Darm und dessen Bewohner belastet und dies unbehandelt zu weiteren Problemen und Konsequenzen führt.

Auch wenn Männer und Frauen des Öfteren unterschiedlich erkranken, ist und wird es immer eine grundlegende Behandlungsbasis sein, bei beiden Geschlechtern für einen gesunden Darm zu sorgen.

Das Gegenstück zu einem gesunden Darm ist ein bakterienarmer Darm. Wir wollen hier das Bild der »Darmglatze« bemühen. Können Sie sich in etwa vorstellen, was passieren wird, wenn man diesen fruchtbaren Bakterienwuchs abmäh(n)en und zu einer Glatze umformen würde? Das Ausmaß, bakterienlos zu sein, kann sehr heftig sein, und ist nur schwer im Voraus zu definieren oder zu erahnen. Hätten wir eine Darmglatze, würde unser Immunsystem seine Aufgaben nicht mehr richtig oder nur zum Teil erfüllen können. Wir wären, wie man so schön sagt, ein gefundenes Fressen für so manche Erkrankung, ob viraler oder autoimmuner Art. Eine bloße Erkältung würde uns schon an unsere Grenzen bringen, ganz zu schweigen von den Folgen, die eine Epidemie in dem Fall für uns haben könnte.

Auch unser soziales Verhalten würde sich aufgrund der geringen Bakterienvielfalt verändern. In wissenschaftlichen Mausmodellen konnte man feststellen, dass Tiere, deren Darm man (durch Antibiotika) steril gemacht hatte, ein anderes soziales Verhalten entwickelten. Sie kommunizierten nicht mehr wie gewohnt mit ihrem Umfeld und zogen sich zurück. Pauschal ausgedrückt, entwickelten sie depressive Verhaltensweisen, weil die richtigen Bakterienkolonien fehlten.

Diese wissenschaftliche Erkenntnis ist auch auf das humane Mikrobiom zu übertragen. Nach unseren Praxiserfahrungen empfinden Frauen häufig ihre Krankheiten anders als Männer, und gleiche Erkrankungen können oft völlig verschiedene Symptome in der Frauen- oder Männerwelt hervorrufen. In einer ganzheitlich denkenden Praxis sollten insofern alle Aspekte mitbedacht werden.

Wenn es stockt und stopft

Die Obstipation ist ein frauen- und männerübergreifendes Symptom. Bei Frauen häufig ausgelöst durch eine zu geringe Ernährung, aus Angst davor zuzunehmen, bei Männern oft durch zu wenig Flüssigkeitszufuhr in Form von stillem Wasser und Kräutertee ausgelöst. Ohne es verallgemeinern zu können, fehlen den Frauen damit Ballaststoffe, um überhaupt Stuhl zu produzieren. Bei den Männern ist häufig ein hoher Kaffeekonsum ursächlich für einen Flüssigkeitsentzug, da der Kaffee zusätzlich harntreibend (diuretisch) wirkt und dem Stuhl dadurch Flüssigkeit entzogen wird. Die über einen längeren Zeitraum bestehende Obstipation bleibt nicht ohne Folgen. Zusätzlich zu dem Gefühl, aufgetrieben zu sein, unter Völlegefühl zu leiden und sich insgesamt unwohl zu fühlen und nur noch unter Qualen den Stuhl herauszupressen, ist der Nährboden für das Entstehen von Hämorrhoiden gelegt. Bei Frauen wird das Risiko der Hämorrhoiden durch Schwangerschaft, Geburt und die Einnahme von Hormonen verstärkt. Zusätzlich provoziert bei Frauen die Veranlagung für ein schwächeres Bindegewebe die Entstehung von Krampfadern am After. Das Platzen von Hämorrhoiden führt zu hellroten Blutauflagerungen des Stuhls und ist ein Zeichen für eine mangelnde Darmgesundheit.

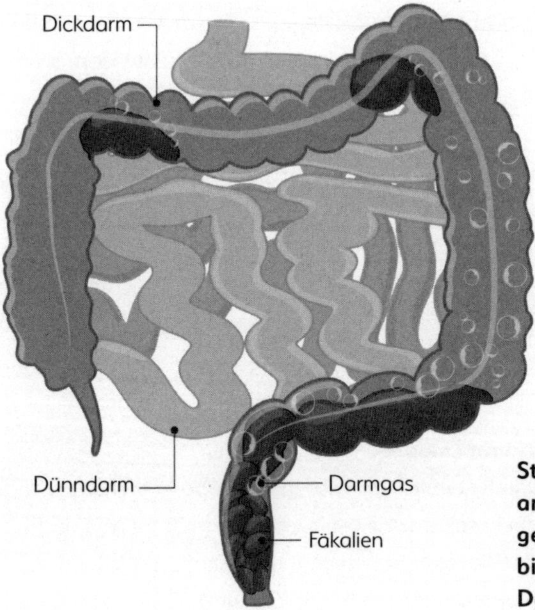

Stuhlansammlungen und Gasbildung im Darm

Gründe für das Beziehungschaos (Darmdiagnostik)

Was können Sie für Ihre (Darm-)Gesundheit tun?

Auf den vorherigen Seiten, insbesondere in den Kapiteln »Unsere Darmmikroben – Freunde bis ins hohe Alter« (ab S. 12) und »Vorsorge- und Präventionsmaßnahmen für meine zweite Lebenshälfte« (ab S. 25), haben wir uns viel mit der Bedeutung unseres größten Organes, gemessen an dessen Oberfläche von 400 bis 500 qm, beschäftigt. Wir können es nicht oft genug sagen, wohl wissend, dass wir uns an dieser Stelle wiederholen: Wenn dieses flächenmäßig so große Organ nicht gesund ist, kann der gesamte Organismus nicht gesund sein. Es ist unmöglich – denken Sie an die Aufgaben und die Funktion der Darmschleimhaut. Auch unser Darm beziehungsweise die Schleimhaut verändert sich im Laufe eines langen Lebens. Diese Veränderungen benötigen Aufmerksamkeit. Wenn Veränderungen pathologisch werden, ist dies der Boden für krankhaftes Altern.

Unser aller Wunsch ist ein würdiges und gesundes Altern. Insofern arbeiten wir in unseren Praxen entsprechend der tiefen medizinischen Überzeugung: Wer krank ist, muss seinen Darm anschauen. Wer gesund alt werden möchte, muss seinen Darm anschauen. Wer aktiv und energiegeladen bleiben möchte, sollte seine Darmgesundheit in den Fokus rücken.

Seinen Darm selbst anschauen geht leider (noch) nicht. Dennoch gibt es verschiedene Diagnosemöglichkeiten, insbesondere die Möglichkeiten der Stuhldiagnostik sind vielerorts noch nicht bekannt. Bevor Sie also Ihren Darm »therapieren«, macht es Sinn, sich ein Bild über die Beschaffenheit, d.h. über den Gesundheitsstatus Ihres 400-qm-großen Flächenorgans zu machen. Einerseits gelingt das durch eine Darmspiegelung, andererseits durch die

Diagnostik einer Stuhlprobe. Ganz klar: Die eine Möglichkeit ersetzt die andere nicht. Beide im Einklang sind die perfekte Kombination für die Erhaltung Ihrer Darmgesundheit.

Machen Sie einen Anfang: Schauen Sie sich Ihren Stuhl mal an! Die Aufforderung ist ernst gemeint, denn wenn wir unsere Patienten in der Praxis befragen, ob der Stuhl beispielsweise hell oder dunkel, lose oder gut geformt, ist, schauen wir in fragende Gesichter. Die Antwort ist meist: »Ich gucke da nicht hin. Außerdem plumpst es doch gleich runter.« Ja, sicher, die modernen Toilettenschüsseln unterscheiden sich wesentlich von den Toiletten früherer Zeiten. Hier hatte man diese Art Plateau und konnte seinen Stuhl noch betrachten. Das ist heute in den seltensten Fällen noch möglich. Dabei ist es schade, da wir doch inzwischen um das Thema der Darmgesundheit und die Bedeutung der Bakterien für unser gesundes Altern so viel wissen. Von daher sollten Sie beides, die Darmspiegelung, sofern Sie noch keine hatten, und, sehr viel wichtiger, die Diagnostik Ihrer Bakterienflora im Stuhl in Angriff nehmen.

Darmspiegelung – was sehe ich und was sehe ich nicht?

Der Blick in den Magen-Darm-Trakt ist seit den 1960er-Jahren möglich. Etwa zehn Jahre später, seit den 1970er-Jahren wurde die Endoskopie des pankreatikobiliären Baumes möglich. Dabei konnte man die Wege einsehen, die die Enzyme von Bauchspeicheldrüse (Pankreas) und Gallenblase nehmen.

Die heute unter dem Begriff Koloskopie bezeichnete Darmspiegelung ist eine gängige Untersuchungsmethode zur Beurteilung des Kolons (Dickdarmes) bis zum Zökum (Blinddarm). An dieser Stelle beginnt – aus Untersuchungsrichtung betrachtet, der Dünndarm. Mit einem flexiblen Endoskop kann dann auch der letzte Dünndarmabschnitt, das »terminale Ileum«, betrachtet werden. Niemals jedoch der gesamte Darm. Wir erleben in unseren Praxen häufig, dass hier vollkommen falsche Kenntnisse bei unseren Patienten vorherrschen. Wenn Sie sich an die zum Beginn des Buches geschilderten anatomischen Strukturen erinnern (s. S. 21–22), misst der Dickdarm ca. 1,5 Meter, der Dünndarm jedoch vier bis fünf Meter. Im Klartext: Von Ihrem ungefähr sechs Meter langen Darm werden bei der geschilderten Untersuchungsmethode der Endoskopie nur maximal zwei Meter untersucht. Der viel größere Teil bleibt unbeachtet.

Neben der Endoskopie gibt es noch weitere Untersuchungsmethoden wie das Verfahren der Computertomografie (CT), des MRT (Magnetresonanztomografie) oder der Rektoskopie/Proktoskopie. Die beiden zuletzt genannten Untersuchungsvarianten beziehen sich auf die Abklärung von Krankheitsprozessen in den allerletzten Abschnitten des Darmes: dem Darmausgang (Anus), Rektum (ca. 15 Zentimeter langer Enddarmabschnitt) und dem Sigma (der dem Rektum vorgelagerter Darmabschnitt). Da die gesetzlichen Krankenkassen die Koloskopie als Vorsorgeuntersuchung anerkennen und erstatten, ist dies die bekannteste und am häufigsten angewandte Untersuchungsmethode des Darmes.

Die Schleimhaut des Darmes kann dabei mittels Endoskop durch den Untersucher eingesehen werden. Gleichzeitig ist eine Biopsie (Probenentnahme) möglich, die im Labor untersucht werden kann. Darüber hinaus ermöglicht die endoskopische Untersuchung eine direkte Abtragung von Polypen, falls diese entdeckt werden – vor dem Hintergrund einer frühzeitigen Erkennung von Darmtumoren eine hervorragende Untersuchungsmethode. Zusammengefasst ermöglicht der endoskopische Blick die makroskopische Beurteilung der Zotten und Krypten. Das ist zum Beispiel im Falle einer Zöliakie wichtig. Wenn also Laborparameter im Blut bereits den Hinweis auf eine mögliche Getreideallergie erkennen lassen, ist die Spiegelung absolut sinnvoll, um die Diagnose zu sichern. Somit kann der Patient klare Therapieempfehlungen erhalten.

Stuhlparameter

Große Teile des Dünndarms können allerdings nicht eingesehen werden. Darüber hinaus ist die Beurteilung der Schleimhautbeschaffenheit, die bakterielle Flora, die Mukusschicht und die

Epithelschicht, die letzte Barriere vom Darm in Richtung Körperinnere nicht Fokus der Darmspiegelung. Diese Erkenntnis ist wesentlich! Durch eine Spiegelung können Sie letztlich frühzeitig Polypen oder Entartungen entdecken, aber keinesfalls können Sie mit einer Spiegelung etwas für Ihre Gesundheit tun. Tragisch sind die Patientenfälle, die eine Spiegelung über sich ergehen lassen, in der Hoffnung, doch endlich die Ursache für ihr Verdauungsleiden zu finden. Häufig lautet das Ergebnis »ohne Befund«, und der Patient wird nach Hause geschickt. Erleichtert, dass nichts Bösartiges gefunden wurde und enttäuscht darüber, dass sein Problem immer noch präsent ist. Gerade für diese Patienten ist die Diagnostik über Stuhlparameter von großer Wichtigkeit. Unter den Patienten gibt es auch eine Gruppe, die Vorsorgeuntersuchungen ständig und ganz sorglos über sich ergehen lassen. Dabei muss uns bewusst sein, dass auch eine Darmspiegelung ein Eingriff in den Körper darstellt.

Grundsätzlich bedarf die Darmspiegelung einer gewissen Vorbereitung, die für den Patienten oft unangenehm ist. So wird geraten, einige Tage im Vorfeld nur leichte Kost zu essen und gemäß einer festgelegten Zeit die empfohlene Trinkmenge samt der abführenden Substanz zu sich zu nehmen. Dies provoziert i. d. R. binnen kürzester Zeit die Entleerung des Darmes. Dies erleben die meisten dann in Form von schlagartigem und andauerndem Durchfall. Was Ihnen keiner erklärt, ist, dass die starke und künstlich provozierte Abführung oftmals nicht ohne Folgen ist. Das Abführen kann einen Verlust an Diversität zur Folge haben. Manche Patienten berichten, dass nach der Untersuchung nichts mehr so ist, wie es vorher war. Aus diesem Grund raten wir unseren Patienten, nach solchen Eingriffen die Darmflora wiederaufzubauen und ins Gleichgewicht zu bringen.

Unabhängig vom Ergebnis der Spiegelung und sogar unabhängig davon, ob überhaupt eine Spiegelung durchgeführt wurde, raten wir den Patienten in unseren Praxen immer (!) zu einem Stuhllabor, das heißt, die Versendung einer Stuhlprobe zur Analyse.

Wie ergänzt die Stuhldiagnostik die Schulmedizin?

Die sogenannte Stuhlanalyse ist eine hervorragende Diagnostikmöglichkeit, um zu erfahren, wie es um Ihre Flora, Ihr Mikrobiom, bestellt ist. Im Volksmund haben Bakterien einen eher schlechten Ruf. Tatsächlich ist dies im Falle von pathogenen Erregern auch berechtigt. Wenn also entsprechende Symptome vorherrschen, wird auch von der klassischen Schulmedizin eine Stuhlprobe analysiert. Allerdings wird hier nur nach Erregern geschaut, Salmonellen gehören zu den bekanntesten.

Grundsätzlich lebt der Mensch mit allerlei Bakterien, sie sorgen für seine Gesundheit. Unsere Aufgabe ist, sie im symbiotischen Gleichgewicht zu halten, damit es ihnen gut geht, denn dann sorgen die Bakterien auch gut für uns. Insofern ist die Kombination aus Darmspiegelung und Stuhldiagnostik tatsächlich empfehlenswert. Dennoch sind wir der Meinung, dass es nicht ständig eine Spiegelung braucht. Uns muss bewusst sein, dass der Organismus nicht dafür geschaffen ist, dass wir ständig mit dem Endoskop von hinten in ihn reinschauen.

Eine Stuhlprobe ist einfach auf den Weg gebracht. Spezialisierte Labore bieten hier hervorragende Analysemöglichkeiten. Wenn Sie also einen Heilpraktiker um Rat befragen, stellen Sie sicher, dass er auch Stuhldiagnostik in seiner Praxis anbietet. Bitte kaufen Sie keine Darmtests im Internet. Die dort angegebenen Möglichkeiten sind verglichen mit dem Leistungsspektrum des Testes zu teuer. Ein anderer Fakt sollte Sie motivieren, zu einem versierten Heilpraktiker zu gehen statt in das Internet zu schauen: Stellen Sie sich vor, es werden auffällige Parameter diagnostiziert. Dann können Sie nicht wissen, welches Präparat jetzt das beste für Sie ist, wie lange Sie es einnehmen müssen und ob es vielleicht Wechselwirkungen mit Ihrer sonstigen Medikation gibt. Zudem sprechen wir uns immer für eine diagnostikbasierte Therapie aus. Das bedeutet, dass auffällige Parameter auch kontrolliert werden müssen. Kaufen Sie einen Test im Internet, ist es i. d. R. nicht möglich, Einzelparameter zu prüfen. Ein Heilpraktiker jedoch kann Einzelparameter über das Speziallabor anfordern. Nur das macht

Sinn, denn jeder Parameter kostet Geld. Ein gut ausgebildeter Therapeut wird also nur so viel Diagnostik beauftragen, wie notwendig ist, beziehungsweise wie er für eine fundierte Therapie für Sie benötigt.

Auch den ärztlichen Kollegen stehen diese Untersuchungen zur Verfügung. Insbesondere privat niedergelassene Ärzte nutzen ähnlich den Heilpraktiker-Kollegen die heute zur Verfügung stehenden Diagnostik-Parameter des Darms über eine Stuhlprobe. Die Herangehensweise der Schulmedizin an ein gesundheitliches Problem ist jedoch im Ansatz eine andere im Vergleich zur ganzheitlichen, naturheilkundlichen Therapie. Nicht zuletzt begründet durch definierte Leitlinien, nach denen der Arzt zu diagnostizieren und zu behandeln hat. Der Auftrag für den Arzt ist also ein anderer: Es gilt, ein Problem aufzudecken und dieses zu beheben, aber nicht nach der Ursache zu forschen. Somit ist klar, wen Sie kontaktieren können, je nach Sachlage Ihres Problems. Im besten Fall informieren Sie sich in beide Richtungen. Denn auch hier gilt, wie bereits beschrieben: Vorsorge ist nicht zu verwechseln mit Prävention!

Verschiedene Möglichkeiten der Diagnostik

Allopathie: Bei Darmbeschwerden werden Bauchultraschall und die Darmspiegelung als einzige Ursachenforschungen empfohlen, gesucht wird nach dem »zu viel« (Tumor, Polypen)

Ganzheitlicher Ansatz: Das »zu wenig« (Diversitätsmangel, geringe Schleimhautbildung, zu wenig Buttersäure (siehe Kapitel »Welches Gesundheitspotenzial haben kurzkettige Fettsäuren?«) wird im Labor mittels Stuhlprobe analysiert

<u>Beispiel</u>

Allopathie: Polypen werden abgetragen – sinnvoll, da Entartungsrisiko besteht; Folgetermin in fünf Jahren.
Ganzheitlicher Ansatz: Offen bleibt: Woher kamen Sie? Was kann ich in den fünf Jahren tun? Entstehen dann wieder Polypen?

Für die Koloskopie müssen Sie in eine spezielle Klinik oder Praxis, eine Versendung der Stuhlprobe können Sie selbst von daheim vornehmen. In der Regel gibt Ihnen Ihr Therapeut ein sogenanntes Laborset mit. Hier enthalten ist eine Auffanghilfe aus Papier, die Sie verwenden, um den Stuhl aufzufangen, da dieser nicht mit Wasser in Berührung kommen darf. Das Wasser würde die Parameter verfälschen. Sie haben ein Plastikröhrchen, in dem ein kleines Löffelchen steckt. Von Ihrem Stuhlgang entnehmen Sie an zwei bis drei Stellen mit dem Löffelchen etwas Stuhl und füllen das kleine Röhrchen bis zur angegebenen Markierung. Das Röhrchen stecken Sie in ein Umröhrchen, welches Ihnen auch Ihr Therapeut mitgegeben hat, damit die Probe gut geschützt ist. Dieses geben Sie mit dem vom Therapeuten ausgefüllten Laborbogen in den Versandumschlag und stecken diesen in den Briefkasten. Noch besser wäre es, Sie brächten den Umschlag mit Ihren Proben direkt in die Praxis, insbesondere bei sommerlich hohen Temperaturen oder auch im Winter, wenn das Thermometer Minusgrade zeigt. Extremtemperaturen sind für Stuhlproben nicht gut, sie können Auswirkungen auf das Analyseergebnis haben. Grundsätzlich gehören Stuhlproben zu den stabileren Laborproben. Selbst wenn der Postweg etwas länger dauert, Ihre Probe wird unversehrt im Labor ankommen und auswertbar sein. Gute Labore geben sonst eine klare Rückmeldung, wenn die Probe aus irgendwelchen Gründen nicht den Analysestandards entspricht, und bitten um Neueinsendung.

Was beinhaltet das Lexikon der Darmdiagnostik?

Entsprechend dem Stand der Forschung und den labormedizinischen Möglichkeiten gibt es heute nichts mehr, was man nicht messen kann. Mit anderen Worten, die moderne Labordiagnostik ermöglicht ein so breites Spektrum an Analysen über Ihre Verdauungsqualität und den Stuhl, dass Sie mit einer Diagnostik unglaublich viel über Ihren Darm erfahren können. Uns Therapeuten stehen Unmengen von Laborparametern zur Verfügung, um zu analysieren, was genau in Ihrem Darm schiefläuft beziehungsweise wie Ihre Beschwerden erklärt werden können. Auf der anderen Seite erfahren Sie auch, welche Dinge in Ihrem Darm gesund und ausgeglichen sind. Dennoch stellt sich die Frage: Muss ich diese Unmenge an Parametern messen? Natürlich nicht, sagen wir. Versierte Therapeuten greifen auf einen Erfahrungsschatz zurück, mit dem sehr gezielt die Untersuchungsparameter ausgewählt werden, die für Sie individuell sinnvoll erscheinen.

Als Therapeuten, die auf das gesamte Feld der Diagnostik spezialisiert sind, vertreten wir den Grundsatz: »So viel Diagnostik wie nötig – so wenig wie möglich.« Die gesetzlichen Krankenkassen zahlen solche Diagnostik in der Regel nicht – weder bei einem Heilpraktiker noch bei einem niedergelassenen Kassenarzt. Private Krankenversicherungen und Zusatzversicherungen erstatten je nach Vertrag mit dem Versicherten diese Laborkosten. Wir wissen um das Thema der Kosten und sind uns bewusst, dass sich die Investitionen einer umfassenden Behandlung schnell summieren. An einer Darmdiagnostik sollte jedoch nie gespart werden, denn sie sollte die Basis in jeder Therapie darstellen. Wir möchten mit Ihnen im folgenden Laborparameter durchgehen und diese so erklären, dass sie einfach und nachvollziehbar für Sie sind. Labor ist nicht kompliziert, wenn es transparent und klar verständlich erläutert wird.

Erinnern Sie sich an die Beschreibung des Mikrobioms zum Beginn des Buches. Hier sind wir auf die Begrifflichkeiten der Flora und des Mikrobioms eingegangen. Der Begriff Flora ist die veraltete Bezeichnung für die Beschreibung der Darmbesiedelung durch Bakterien. Mikrobiom ist die wissenschaftlich aktuelle Bezeichnung. Beide Begriffe finden sich in der Diagnostik wieder.

Darmflora und Mikrobiom

Die Darmfloraanalyse beinhaltet den mikrobiologischen Florastatus. Hier werden wenige, aber häufig vorkommende Bakterien entsprechend der Anzahl in der Stuhlprobe gezählt. Die Mikrobiomanalyse bezeichnet die derzeit wissenschaftlich aktuelle Analyse unserer Bakterien mittels eines modernen Laborverfahrens, der sogenannten Gensequenzierung. Die Bakterien werden im Labor zerstört, und die DNA wird freigesetzt. Die Analyse ist gegenüber der veralteten Floraanalyse sehr viel valider, die Abbildung der im Darm vorkommenden Bakterien sehr viel umfassender.

Wesentliche und wichtige Parameter sind vollkommen unabhängig von diesen Analysemethoden. Dazu gehören zum Beispiel Entzündungsmarker der Schleimhaut, der Aktivitätsstatus des darmassoziierten Immunsystems, die Barrierefunktion der Schleimhaut und der Nachweis von Verdauungsrückständen. Grundsätzlich – und diese Struktur wird uns helfen, wenn wir in den nachfolgenden Kapiteln die einzelnen Parameter beschreiben – können wir die Laborparameter in folgende Gruppen einteilen:

- Nachweis von Bakterien (Florastatus bzw. Mikrobiomanalyse)
- Nachweis von Pilzen
- Maldigestion und Malabsorbtion
- Schleimhautimmunität
- Verdauungsrückstände
- Parameter zur Früherkennung von bösartigen Darmtumoren
- Nachweis von Parasiten

Wir haben im folgenden Kapitel entscheidende Analyseparameter ausgewählt, deren Bedeutung wir für einen gesunden Darm und damit für Ihre Gesundheitheit erläutern möchten. Uns ist es wichtig, dass Sie eine grundlegende Diagnostik nachvollziehen und verstehen können, denn schließlich geht es um IHREN Darm!

Was muss ich mindestens abklären?

Die vielfältigen Möglichkeiten, die die Diagnostik heutzutage bietet, haben zur Folge, dass man sich als Laie verloren fühlt und gar nicht weiß, was man mit all diesen Möglichkeiten anfangen soll. Zudem kommt schnell das Thema der Kosten auf. Denn es ist klar, je mehr vom Labor analysiert wird, umso mehr Kosten entstehen – ganz unabhängig davon, ob Sie diese selbst tragen müssen oder der Aufwand von Ihrer Versicherung erstattet wird. In unseren Praxen vertreten wir, wie geschildert, die Auffassung: so viel Labor wie nötig, so wenig wie möglich. Insofern soll Ihnen der nachfolgende Abschnitt eine Richtung weisen, auf welche Kenntnisse Sie keinesfalls verzichten und die Sie einfordern sollten. Für eine Basistherapie ist die Beantwortung folgender Fragen wesentlich:

Fragen und Antworten

Ist meine Schleimhaut entzündet?

Ist die Barrierefunktion der Schleimhaut intakt?

Welche Verdauungsrückstände können in meiner Probe nachgewiesen werden?

Wie ist die Immunaktivität meiner Darmschleimhaut?

Würden Sie eine Stuhlprobe einschicken, könnten Sie folgende Parameter auf Ihrem Laborausdruck dazu finden:

Fragestellung	Laborparameter
• Schleimhautverhältnisse	• Calprotectin
• Barrierefunktion	• Alpha-1-Antitrypsin, Zonulin
• Verdauungsrückstände	• Nachweis von Zucker, Fett, Wasser und Stickstoff
• Immunaktivität	• sekretorisches Immunglobulin A (sIgA)

Um diese Parameter und die Aussagekraft der Tabelle einordnen zu können, ist vorab das übergreifende Verständnis dieser Parameter ganz wichtig.

Zunächst: Das Wissen über die Barrierefunktion ist entscheidend, da nur bei einer intakten Darmbarriere die Nährstoffe aus der Nahrung resorbiert werden und der Darm für den Körper schädigende Substanzen abwehren kann. Andernfalls gelangen toxische Bestandteile in den großen Blutkreislauf und können auch das Gehirn erreichen. Diesen Zusammenhang haben wir im Kapitel »Wenn die Darmbeziehung kriselt« (s. S. 53) dargestellt.
Dann: Das Wissen über entzündliche Schleimhautverhältnisse ist entscheidend, denn wenn die größte Schleimhautoberfläche Ihres Körpers entzündet ist, existiert bereits ein immunologisches Problem.
Darauf: Hinsichtlich der Verdauungsrückstände können wir viel über den 6–7 Meter langen Darmweg in unserem Körper erfahren. Sie erzählen, was wirklich verstoffwechselt wird oder mit welchen Dingen Ihre Darmbakterien überfordert sind.
Als Letztes: Schlussendlich gibt die Immunaktivität einen Hinweis darauf, wie gut Ihr Immunsystem an der Darmschleimhaut in Schuss ist. Erinnern Sie sich bitte daran, dass im Darm 80 % des Immunsystems Ihres gesamten Körpers lokalisiert sind.

Die Parameter im Einzelnen

- **Calprotectin**

Dies ist ein Parameter, der auch in der Schulmedizin untersucht wird. Er gibt an, ob die Schleimhaut entzündet ist. Ein erhöhter Wert ist auf eine verstärkte Aktivität von Abwehrzellen (neutrophile Granulozyten und Monozyten) des Immunsystems im Darm zurückzuführen. Der Parameter ist wesentlich für die Unterscheidung von chronisch entzündlichen Schleimhautverhältnissen und einem möglichen Reizdarmsyndrom. Ein Reizdarm sollte keinesfalls mit erhöhten Calprotectinwerten einhergehen. Hingegen sind chronisch entzündliche Darmerkrankungen, dazu zählen die Colitis ulcerosa (Entzündung im Dickdarm) und der Morbus Crohn (Entzündung an verschiedenen Stellen im Magen-Darmtrakt) immer mit deutlich erhöhten Calprotectinwerten verbunden. Häufig sind mäßig oder gering erhöhte Calprotectinwerte in den Laborbefunden zu finden. Dies ist kein Grund zu Panik, zeigt aber auf, dass es Handlungsbedarf gibt. In jedem Fall muss hier die Ursache geklärt werden. Zum einen könnten bösartige Erkrankungen dahinterstecken, viel häufiger sind es aber Entzündungsreaktionen aufgrund beispielsweise einer Divertikulitis, einer Allergie, einer Schleimhautreizung oder einer sonstigen Abwehrreaktion des Darms.

▪ Alpha-1-Antitrypsin

Dieser Wert ist ein Marker für die Barrierefunktion der Darmschleimhaut. Das Alpha-1-Antitrypsin ist ein Protein, das bei entzündlichen Vorgängen an der Darmschleimhaut entsteht, in das Darmlumen abgegeben wird, das dann im Stuhl nachweisbar ist. Erhöhte Werte sind ein Hinweis darauf, dass die natürliche Barrierefunktion der Schleimhaut gestört ist und dass zu viele Substanzen in den Blutkreislauf gelangen, die dort nicht hingehören. Ein erhöhtes Alpha-1-Antitrypsin ist der Nachweis für ein »Leaky-Gut-Syndrom«. Eine gestörte Darmbarriere nimmt der Körper als unnatürlich wahr, er wird immer dagegen arbeiten wollen. Dies könnte dann der Nährboden für eine chronische Entzündungssituation sein. Beim sogenannten Reizdarmsyndrom ist der Wert oft erhöht.

▪ Zonulin

Auch das Zonulin ist hinweisgebend für die Funktion der Darmbarriere. Es ist eine Eiweißstruktur, die zwischen den Epithelzellen der Schleimhaut verbaut ist. Sie ist Bestandteil der festen Verbindung zwischen den einzelnen Zellen, die die Barriere der letzten Schutzschicht vom Darm Richtung Körper bildet. Ist die Barriere angegriffen, wären erhöhte Werte in Ihrer Stuhlprobe nachweisbar. Das Zonulin ist sensitiver als das Alpha-1-Antitrypsin. Sowohl Alpha-1-Antitrypsin als auch Zonulin stellen Parameter zur Beurteilung der Darmbarriere dar.

- **Verdauungsrückstand Zucker**

Der Nachweis von erhöhten Zuckerrückständen in Ihrem Stuhl hat nichts mit der Zuckerkrankheit Diabetes mellitus zu tun. Die Werte erzählen auch nicht, ob Sie zu viel Süßigkeiten gegessen haben. Wird mehr Zucker als der definierte Referenzwert ausgeschieden, so ist dies ein Hinweis darauf, dass Ihre Darmbakterien den Zucker nicht verstoffwechseln, besser gesagt, nicht abbauen können. Zucker ist die biochemische Form, mit der der Körper etwas anfangen kann und die aus Kohlenhydraten gewonnen wird. Von daher kann man einen erhöhten Zuckerwert auch als Kohlenhydratverwertungsstörung bezeichnen. Die Zucker aus den Kohlenhydraten, die hier nachgewiesen werden, sind zum Großteil aus der Laktose, dem Milchzucker, und der Fruktose, das heißt, dem Zucker aus dem Obst, welches wir zu uns genommen haben. Im Endeffekt kann ein erhöhter Zuckerwert in Ihren Verdauungsrückständen einen Hinweis darauf geben, dass Sie eine Fruktose- und/oder Laktoseunverträglichkeit haben. Wir möchten hier deutlich betonen, dass dies keine Krankheit ist! Es ist auch nicht die Therapie der Wahl, nunmehr auf laktosefreie Produkte umzusteigen und kein Obst mehr zu essen.

Erhöhte Zuckerausscheidung = Problem im Stoffwechsel

Der quantitative Nachweis von Zucker sollte immer $< 2{,}5$ g/100 g betragen. Erhöhte Werte geben Hinweis auf eine Kohlenhydratverwertungsstörung: eine Fruktose- oder Laktoseunverträglichkeit, gegebenenfalls auch auf ein deutlich zu hohes Angebot an Zucker aus der Nahrung, sodass der Darm sich auf das erhöhte Angebot nicht einstellen kann und der Zucker unverdaut wieder ausgeschieden wird.

Alles andere ist hinweisgebend dafür, dass die Bakterien der Darmschleimhaut im Ungleichgewicht sind. Die Zuckermoleküle, die durch die Arbeit der Darmbakterien entstehen, werden für andere biochemische Prozesse gebraucht. Hierfür sind sie notwendig, u. a. im Rahmen der Umwandlung von Aminosäuren. In seltenen Fällen gibt es angeborene Fruktoseunverträglichkeiten, welche jedoch bereits im Neugeborenenscreening nachgewiesen werden. Eine später festgestellte Fruktoseunverträglichkeit ist erworben, da die Bakterienzusammensetzung im Laufe des Lebens gestört wurde.

■ Fett

Bei Fett ist es ähnlich wie beim Zucker – heißt, Sie haben nicht zu fett gegessen, das Fett wurde schlichtweg nicht verstoffwechselt. Unbearbeitet wird es wieder ausgeschieden. Eine erhöhte Ausscheidung hat nichts mit Fettstoffwechselstörungen wie der Fettleibigkeit oder einem erhöhten Cholesterin zu tun. Vielmehr tut sich hier die Frage auf, warum konnte das Fett auf dem langen Weg durch den Darm nicht verarbeitet und für den Körper nutzbar gemacht werden? Ursächlich könnte hierfür ein Mangel an Verdauungsenzymen sein. Dazu gehören die Gallensäuren und die Lipase, ein Enzym, welches von der Bauchspeicheldrüse in den Darm abgegeben wird. Eine einmalige und deutliche Erhöhung des Parameters muss nicht direkt auf eine Störung der Leber-, Gallenblasen- oder Bauchspeicheldrüsenfunktion hinweisen. Geringe Erhöhungen zeigen oft auch Fehler im Ernährungsverhalten. Wird zu schnell und zu wenig gekaut, wird zu schnell geschluckt, erreichen zu große Bestandteile den Magen und Darm, die nicht von Enzymen zersetzt werden können. Sie werden wieder ausgeschieden. In diesem Fall sind die Parameter allerdings nur gering erhöht. Ein hohe Fettausscheidung – insbesondere über mehre Verlaufskontrollen – sollte immer gastroenterologisch abgeklärt werden. Meistens bleiben diese Untersuchungen ohne Befund. Was Sie dann am besten tun, lesen Sie im Kapitel »Den Darm ins Gleichgewicht bringen« (ab S. 169).

■ Wasser

Die Angabe von Wasser ist für die Beurteilung des Befundes sehr wichtig. Übersteigt der Wasseranteil in der Stuhlprobe den Referenzbereich, enthielt Ihre versandte Probe zu viel Flüssigkeit und weniger »Stuhl«, kann das u. U. bestimmte Werte verfälschen, sie werden schlichtweg »verdünnt« sein. Der Therapeut sollte dann entscheiden, ob eine direkte Kontrollprobe notwendig ist. Meistens ist dies nicht der Fall, sondern es ist ausreichend, auf diesen Verdauungsrückstand in den nächsten Verlaufskontrollen ein besonderes Augenmerk zu legen. Liegt der Anteil des Wassers unter dem unteren Referenzbereich, ist zu vermuten, dass der Stuhl auch sonst zu fest ist oder der Einsender der Probe unter Verstopfung, der sogenannten Obstipation, leidet. Ein klares Indiz auch dafür, dass die grundsätzliche über den Tag aufgenommene Flüssigkeitsmenge zu gering ist.

■ Stickstoff

Stickstoff ist ein Gas und belastet den Darm, wenn Fäulnis oder Gärung im Übermaß vorherrschen. Im Laufe des Tages werden mehrere Liter Gase gebildet. Allen voran Kohlendioxid, welches bei der Neutralisation des sauren Magenmilieus entsteht. So wie Nährstoffe aus der Nahrung über die Darmwand in das Blut resorbiert werden, geschieht auch der Abtransport der Gase aus dem Darm. Kontinuierlich werden diese in das Blut aufgenommen und dann im Wesentlichen durch die Lungen abgeatmet. Das sich ansammelnde Gas im Magen-Darm-Trakt resultiert überwiegend aus dem Verschlucken von Luft und aus der Gasbildung im Darmlumen selbst. Und genau hier kommt der Stickstoff ins Spiel, denn das Gas, welches im Darm selbst entsteht, besteht vorwiegend aus Stickstoff. Die kleineren Anteile bilden Sauerstoff, Kohlendioxid, Wasserstoff und Methangas.

Je mehr Gas jedoch entsteht, umso mehr scheint die Darmflora nicht im Gleichgewicht zu sein. In der Folge wird die Menge der Gase im Darm zu groß, um auf regulärem Weg in das Blut aufgenommen zu werden. Sie können also nicht mehr abgeatmet werden. Für diese Gasbläschen gibt es nur zwei Wege: nach unten oder nach oben. Sie merken dies, wenn Sie aufstoßen müssen oder aber – in umgekehrter Richtung – wenn Sie Winde abgeben, in der Medizin als Flatulenz bezeichnet. Darüber hinaus wird die übermäßige Luftansammlung im Bauchraum zu spürbaren Beschwerden führen, die Sie sicherlich kennen: Blähungen, übermäßige Darmgeräusche, Völlegefühl oder Druckschmerzen im Magen bis hin zu Herzbeschwerden. Ein Ungleichgewicht der Darmflora ist eine Möglichkeit für zu viel Gas- bzw. Stickstoffansammlung. Ein entscheidender weiterer Grund ist ein möglicher Mangel an Verdauungsenzymen. Fehlen diese Katalysatoren, kann die Nahrung förmlich nicht ausreichend verdaut werden. Größere Nahrungsbestandteile gelangen in den unteren Verdauungstrakt und fangen an zu gären. Insofern kann eine hohe Stickstoffausscheidung im Stuhl indirekt hinweisgebend auf eine zu geringe Menge an Verdauungsenzymen sein.

■ Immunaktivität

Die Immunaktivität im Darm wird mit dem Wert sIgA, dem sekretorischen Immunglobulin A, ausgedrückt. Man könnte einfach formuliert sagen, dass die Aktivität von Abwehrzellen (Plasmazellen) gemessen wird. Unter der Aktivität versteht man in diesem Fall, wie stark die Abwehrzellen stimuliert sind. Im Grunde wird damit die Aktivität des darmassoziierten Immunsystems beurteilt. Liegt der Wert unterhalb des unteren Referenzbereiches, gibt dies Hinweis auf ein Immundefizit. Erhöhte Werte hingegen zeigen eine erhöhte Entzündungsbereitschaft an, können aber auch Zeichen für ein Überwiegen von pathogenen Keimen oder für das Vorhandensein von Parasiten sein. Auch bei Nahrungsmittelallergien oder -unverträglichkeiten ist der Wert oft erhöht. Sollte hier in Ihrer Probe ein von der Norm abweichender Wert ermittelt worden sein, verfallen Sie bitte nicht gleich in Panik. Der Wert sollte immer im Zusammenhang mit den vorherigen Werten interpretiert und niemals für sich allein beurteilt werden.

Welche weiteren Parameter kann ich messen lassen?

Im vorigen Kapitel haben wir beschrieben, welche Basisparameter wir für unabdingbar halten. In diesem Zusammenhang möchten wir einen so entscheidenden wie trivialen Gedanken zur Beurteilung jeglicher labordiagnostischen Aktivitäten mit Ihnen teilen: Es kann nur das beurteilt werden, was gemessen wurde! Für Sie mag das banal klingen, aber es ist ein ganz wesentlicher Fakt. Warum betonen wir dies so? Lassen Sie uns im Folgenden einige Betrachtungen skizzieren.

Oft werden wir in der Praxis mit der allgemeinen Aussage konfrontiert: Die Werte, die gemessen wurden, sind alle in Ordnung, dennoch geht es mir nicht gut. Für Darmbeschwerden gilt dieser Satz häufig. Und es ist nur allzu klar, dass es so sein darf, denn auch wenn viel gemessen wurde, kann niemals alles bzw. die gesamte Bandbreite an möglichen Parametern betrachtet worden sein.

Wir haben die unterschiedlichsten Fälle in der Praxis erlebt, u.a. den Fall, bei dem die Spiegelung mit dem Ergebnis »ohne Befund« dokumentiert worden war, der Betroffene aber drei Monate später wegen starker Metastasenbildung im Darm verstarb. Es ist klar, dass solche Fälle auch einen Therapeuten demütig machen (sollten). Dann wiederum erleben wir häufig, dass Menschen mit einem »Leaky-Gut-Syndrom« nichts im Darm-Bauch-Bereich spüren, aber sich mit Symptomen bzw. diagnostizierten Krankheiten in der Praxis vorstellen. Es bleibt also die Frage, was denn nun alles gemessen werden sollte? Die beschriebenen Basisparameter stellen in unseren Augen die Mindestanforderung dar. Wenn Sie sich an die Beschreibung der Darmbarriere erinnern, wird deutlich, dass weitere Parameter hilfreich sind. Zum einen, um eine größere Menge an Parametern zur umfassenderen Beurteilung zu haben, zum anderen, weil ein »Mehr« an Parametern auch die Therapieoptionen erweitert.

Mit einer Erweiterung an Therapieoptionen erhöht sich die Wahrscheinlichkeit einer erfolgreichen Therapie und ein Vermindern oder Verschwinden der Beschwerden oder Symptome.

Dieses Kapitel widmet sich nun weiteren wichtigen Parametern, die für die Beurteilung Ihrer Darmgesundheit wichtig sind. Nicht nur vor dem Hintergrund des »Status quo – wie gesund ist mein Darm aktuell«, sondern insbesondere vor dem Hintergrund der Darmgesundheit in der Lebensmitte und im fortgeschrittenen Lebensalter. Dabei werden wir immer wieder auf unser Kapitel »Das Mikrobiom – alt gegen jung« zurückkommen. Denn entsprechend der Unterschiede wird deutlich, dass ab der Lebensmitte andere Parameter für eine gute Beurteilung und effiziente Therapie der Darmgesundheit sinnvoll sind, als dies in jungen Jahren der Fall ist.

Weitere Parameter zur Beurteilung

- **Clostridien**

Clostridien gehören zur Familie der Firmicuten und sind sporenbildende Bakterien. Clostridien werden meistens als schädigende Darmbakterien gefürchtet. Hier muss man jedoch unterscheiden, um welche Art der Clostridien es sich handelt.

Zur großen Gruppe der Clostridien gehören neben den gefürchteten Keimen auch nützliche Keime, welche immunmodulierend wirken. Darüber hinaus können Clostridien dahingehend eingeteilt werden, welchen Teil der Nährstoffe sie verwerten. Die eine Gruppe verwertet Eiweiße und Aminosäuren, die andere ernährt sich von Kohlenhydraten, Stärke und Ballaststoffen. Überwiegt die Gruppe der eiweißkonsumierenden Clostridien kann dies auf eine sogenannte Fäulnisdyspepsie hinweisen. Dyspepsie ist die allgemeine Bezeichnung für eine Verdauungsstörung. In diesem Fall entstehen Fäulnisgase, die wiederum das Darmmilieu verändern. Das Milieu ist jedoch ganz entscheidend, deshalb gehen wir im Folgenden gleich darauf ein.

Eine andere Erkenntnis spielt ebenfalls eine große Rolle: Es gibt Clostridien, welche Toxine bilden. Dazu gehören unter anderem Clostridium botulinum und Clostridium perfringens, die hauptsächlich über kontaminierte Lebensmittel in den Körper gelangen. Der Keim Cl. perfringens führt zu einer Gastroenteritis, Cl. botulinum hingegen führt zu Symptomen der Erkrankung des Nervensystems. Dazu zählen u.a. Mundtrockenheit, Sehen von Doppelbildern und Sprachstörungen. Mit ihrer bloßen Anwesenheit entstehen aus dem Stoffwechsel dieser Bakterien giftige Gase, die zu den beispielhaft beschriebenen Symptomen führen. Das Fatale daran ist also nicht die Anwesenheit des Bakteriums an sich, sondern die Tatsache, dass Bakterien einen Stoffwechsel haben. Wenn aus diesem jedoch Gifte entstehen, kann dies massiven Einfluss auf unseren Körper haben. Diese Gifte gehen in das Blut über, da sie aus dem Darm resorbiert werden.

In der Diagnostik unterscheidet man deshalb grundsätzlich Clostridien und Clostridien vom Cluster I. Letztere beinhalten diese toxinbildenden Arten. Diese Art der Clostridien zeigt sich auch häufig bei Krankheiten aus der Autismus-Gruppe oder aber ist mit extraintestinalen Beschwerden verbunden. Dazu gehören alle Beschwerden, die außerhalb des Verdauungstraktes liegen, u.a. Gelenkbeschwerden. Clostridien sollten immer (!) abgeklärt werden, wenn symptomatisch der Durchfall überwiegt oder die Stuhlkonsistenz häufig breiig ist. In der Praxis sind wir immer wieder überrascht, gar erschrocken, wie häufig Clostridien nachgewiesen werden. Gerade bei jungen Menschen oder Menschen im jüngeren Alter beobachten wir einen Zuwachs an Clostridien. Dabei sind Clostridien ein typischer Keim des älteren Mikrobioms. Gefürchtet ist insbesondere der Keim Cl. difficile, denn er führt zu Durchfallerkrankungen und hat ebenfalls eine starke Toxinbildung zur Folge. Dieser Keim kommt gerne als Folge einer geschwächten Abwehr im Darm-Mikrobiom infolge starker oder mehrfacher Antibiotikagaben.

Durchfallartige Erkrankungen können aber gerade beim älteren Menschen extreme negative Folgen haben, zum Beispiel im Falle einer Medikamenteneinnahme. Die Medikamentendosis muss immer höher gesetzt werden, damit im Kreislauf überhaupt etwas vom Wirkstoff ankommt, da die Resorptionsrate durch die erhöhte Darmpassage gering ist.

In den umfassenden Mikrobiomanalysen ist der Nachweis von Clostridien immer integriert. Werden nur ausgewählte Parameter analysiert, müssen Sie fragen, ob Clostridien mit dabei sind.

▪ Diversität

Ebenfalls bei den umfassenden Mikrobiomanalysen wird die Diversität mit ausgewiesen. Hierunter ist die Vielfalt von Darmbakterien zu verstehen. Die Artenvielfalt kann von Mensch zu Mensch variieren. Sie wird wesentlich beeinflusst von Antibiotikagaben, der Ernährung und Umweltfaktoren wie Rauchen. Ein grundlegend entscheidender Faktor ist auch die Möglichkeit der physiologischen Entwicklung des Mikrobioms. In diesem Zusammenhang sind die Art der Geburt und die Flora der Mutter bedeutsam. Eine Dysbiose geht mit einem Verlust an Diversität einher. Eine hohe Diversität ist grundsätzlich günstig für die gesundheitliche Konstitution. In der Praxis beobachten wir, dass Antibiotikaeinnahmen sich ganz stark auf die Diversität auswirken. Leider haben wir viele Befunde junger Menschen mit geringer Diversität. Die jungen Menschen gehen also schon in die zweite Lebenshälfte mit einer geringeren Artenvielfalt, als physiologisch vorgesehen ist. Für die zweite Lebenshälfte gilt: Halten Sie Ihre Bakterienvielfalt im Darm so hoch wie möglich, da dies als grundsätzlich gute gesundheitliche Voraussetzung zu sehen ist.

▪ Immunogen wirkende Bakterien

Unter den immunogen wirkenden Bakterien werden die Bakterien verstanden, die den größten Einfluss auf unser Immunsystem haben. Dazu zählen Escherichia coli, Lactobacillus species und Enterococcus species. Letztere sind ganz entscheidend für die Abwehr an den beteiligten Organen des Atemtraktes: Nasenschleimhaut, Rachen und Bronchien. Generell gilt, dass der Anteil dieser drei Bakterienspezies immer hochgehalten werden sollte.

Hierbei unterscheiden sich später die empfohlenen Präparate für Ihr Darm-Mikrobiom. Laktobazillen sollten theoretisch in der zweiten Lebensmitte zunehmen. Praktisch erleben wir jedoch, dass viele Menschen mittleren Alters schon eine stark erniedrigte Anzahl an Laktobazillen haben. Dies lässt vermuten, dass viele Menschen in der zweiten Lebensmitte weniger als physiologisch vorgesehen von diesen Bakterien in ihrem Mikrobiom beherbergen.

Wir erwähnen die immunogen wirkenden Bakterien in diesem Kapitel, weil die Gesundheit des menschlichen Organismus stark davon abhängig ist, wie gut sein Immunsystem funktioniert. Fast könnte man sagen, jedes gesundheitliche Problem ist ein immunologisches Problem. Bei der Erkältung ist das immer sehr gut nachvollziehbar. Aber auch Krankheiten, die sich mit zunehmendem Lebensalter einstellen, wie die Arteriosklerose, gehen mit immunologischen Prozessen einher. Im schlimmsten Fall können sogar bösartige Tumorerkrankungen die Folge einer geschwächten Abwehr sein. Das Immunsystem wird sich oft als eigenständiges, autonomes Organ vorgestellt. In der Tat arbeitet das Immunsystem wie ein Organ. Aber: Es ist mit seinen vielen Funktionseinheiten im gesamten Körper verteilt. Dazu gehören unzählige Abwehrzellen, Botenstoffe und spezialisierte Zellen in einem jeden Organ. Von diesem großen Ganzen sind 80 % der Zellen in der Darmschleimhaut lokalisiert. Insofern ist es insbesondere vor dem Hintergrund der Gesundheitsprävention als auch vor dem Hintergrund der Gesundheit ab dem mittleren Alter von ganz entscheidender Bedeutung, wie gut die Darmbakterien in Schuss sind.

Alle drei genannten Bakterienspezies werden auch bei einer Analyse in dem Florastatus mit ausgewiesen (ab S. 151). Dennoch hat für eine genauere Auswertung die Methodik der Mikrobiomanalyse absolut Vorrang.

■ Schleimhautbildende Bakterien

Der Schleimhaut kommt im Darm eine besondere Bedeutung zu. Sie ist nicht nur der Boden für die bakterielle Besiedelung, sie ist auch Schutzschicht für die Epithelschicht, die letzte Schicht in Richtung Körperinneres. Insofern hat also ihre Aufrechterhaltung und ihre Güte eine hohe Wichtigkeit, da sowohl die Bakterien als auch die Epithelschicht von ihr abhängig sind.

In der Diagnostik wird sich auf zwei Bakterienstämme fokussiert: Akkermansia muciniphila und Faecalibacterium prausnitzii. Oft ist mindestens einer der beiden Stämme zu wenig nachweisbar. Ganz häufig sind es auch beide.

Der Aspekt der schleimhautbildenden Bakterien hat einen ganz speziellen Hintergrund: Diese Bakterien sorgen für den Boden der bakteriellen Besiedelung im Darm. Dennoch ist die Schleimhautschicht in einem anderen Punkt wichtig, nämlich bezüglich der Therapie bzw. Probiotikagabe für Ihren Darm. Stellen Sie sich Folgendes vor: Nehmen wir an, Sie haben einen Garten und säen Rasen. Der Rasen gedeiht nicht. Natürlich kann das an dem Samen selbst liegen, es kann aber auch daran liegen, dass der Boden ausgelaugt ist, nährstoffarm und vielleicht an sich viel zu dünn ist. Sie säen noch mal, aber es passiert nichts. Nun kümmern Sie sich um den Boden, graben ihn vielleicht um, geben natürlichen Dünger hinzu, kaufen vielleicht noch mal im Gartenmarkt ein Paket Erde und säen nochmals, mit demselben Samen. Und dieses Mal wächst der Rasen in sattem Grün und gleichmäßiger Dichte.

So verhält es sich auch mit unserem Darm – wir müssen ihn in seiner Arbeit bestmöglich unterstützen, hegen und pflegen. Der Boden im Beispiel ist unsere Schleimhaut im Darm. Ihr muss in der Diagnostik ein besonderes Augenmerk geschenkt werden, denn die heutige Ernährung ist nicht förderlich, eher schleimhautschädigend. Je älter wir werden, umso mehr wird auch unsere Schleimhaut Opfer des Einflusses schädigender Umweltfaktoren. Insofern kommt der Schleimhautbarriere in der Gesunderhaltung und der Prävention in der zweiten Lebenshälfte eine ganz besondere Bedeutung zu. Zudem fördert eine geschwächte Schleimhaut die Entstehung von Krankheiten, da auch andere Zellen von einer guten Schleimhautgüte abhängig sind.

In der Medizin wird die Schleimhaut als »Mukus« bezeichnet. Deshalb kann es sein, dass in den Laboranalysen diese Bakterien unter dem Punkt mukusbildende Bakterien ausgewiesen werden.

Welche Vorsorgeparameter zeigen bösartige Erkrankungen an?

Unter den bösartigen Erkrankungen ist der Darmkrebs besonders gefürchtet. Um die Krankheit zu vermeiden oder aber um einen Beginn frühzeitig zu entdecken, bieten die Krankenkassen eine routinemäßige Darmspiegelung zum heutigen Zeitpunkt ab dem 50. Lebensjahr an. Wir beschreiben in diesem Kapitel Parameter, die durch eine Stuhlprobe im Labor analysiert werden und die hinweisgebend für eine bösartige Darmschleimhautveränderung sein können.

Der bekannteste Test ist die von einer hausärztlichen, internistischen, urologischen oder gynäkologischen Praxis in Auftrag gegebene Messung »okkultes Blut im Stuhl«, dem Guajak-Test. Dieser Stuhltest dient dem Nachweis von Blut, welches mit bloßem Auge im Stuhl nicht sichtbar ist. Mit dieser Untersuchung soll ermittelt werden, ob über Ihren Stuhlgang Blut ausgeschieden wird, welches von der Darmschleimhaut abgegeben wird, genauer gesagt von Polypen, die an der Schleimhaut wachsen. Diese Tests spüren auch verborgenes Blut auf, welches aus höher gelegenen Darmabschnitten stammt. Gibt es dort Polypen und Tumore, werden diese durch den Test sicher nachgewiesen, vorausgesetzt, sie bluten. Genau das aber ist in unseren Augen das Problem, denn nicht alle Tumore bluten. Eine Probe Ihres Stuhls, die kein »Blut im Stuhl« nachweist, darf demnach keinesfalls als tumor- bzw. frei von Polypen interpretiert werden. Lediglich die Aussage: »Es konnte kein Blut im Stuhl nachgewiesen werden. Es besteht kein Verdacht auf einen blutenden Polypen oder Tumor« ist korrekt.

Insofern empfehlen wir immer eine deutlich sensitivere Analytik. Diese umfasst den Tumormarker M2PK (Tumorpyruvatkinase). Die Abkürzung steht für ein Enzym aus Gewebewucherungen, die nicht zwingend bluten. Die Kombination aus diesem Wert mit dem Blutnachweis in einer Stuhlprobe gilt unserer Meinung nach als therapeutische und diagnostische Maßnahme zur frühzeitigen Erkennung von Polypen bzw. Tumoren, bevor sie entarten. Medizinisch nennt man dennoch immer wieder einen Zeitraum von fünf Jahren, der dann gilt, wenn in der Familienanamnese Darmkrebs genannt wurde. Dies beruht auf der Annahme, dass medizinisch ein Zeitraum von bis zu fünf Jahren angenommen wird, bevor sich gutartige Polypen zu den gefürchteten Tumoren entwickeln können. Mit anderen Worten, eine Darmspiegelung ist alle fünf Jahre erforderlich, wenn Familienmitglieder in der Historie an Darmkrebs erkrankt waren bzw. wenn bei der einer Darmspiegelung Polypen bzw. Gewebsmaterial verdächtig erschien und abgetragen wurden.

Wir empfehlen immer (!) die Kombination aus beiden Parametern. Da die Blutuntersuchung im Stuhl meistens auch von den gesetzlichen Krankenkassen erstattet wird, lassen wir uns oft diesen Parameter von unseren Patienten mitbringen und erheben dann den M2PK-Wert in unserer Praxis. So manche geplante Spiegelung konnte damit vermieden werden. Auf der anderen Seite konnte durch Vorlage des positiven M2PK-Wertes ein frühzeitiger Spiegelungstermin vereinbart und damit das Risiko eines Darmkrebses reduziert werden.

Was erzählt mein Blut über meinen Darm?

Spontan könnte Ihnen hier die Frage kommen: Was bitte soll mein Blut mit dem Darm zu tun haben? Wenn Sie sich daran erinnern, haben wir in den einleitenden Kapiteln betont, dass alles, was im Darm ist, nicht im Körper ist. Erst wenn die zu resorbierenden Substanzen im Darm an der Darmschleimhaut in das Blut aufgenommen worden sind, steht es dem Organismus zur Verfügung. Auf Basis dieser Tatsache wird nachvollziehbar, dass das Blut sehr wohl Auskunft geben kann.

Die vielfältigsten Aspekte können über das Blut beurteilt werden. Demnach ist die Beurteilung spezifischer Blutparameter im Zusammenhang mit der Darmgesundheit ein wesentlicher Faktor. Genau genommen hängt am Ende ALLES (!) mit dem Darm und dessen Gesundheitszustand zusammen.

Die Gedanken, die wir an dieser Stelle mit Ihnen teilen möchten, sollen Ihnen die Möglichkeit geben, den Zusammenhang zwischen ausgewählten Blutwerten und der Darmgesundheit zu verstehen. Zum anderen möchten wir Sie dazu motivieren, Ihre Werte, die vielleicht beim nächsten Arzttermin zur Kontrolle anstehen, zu hinterfragen. Des Weiteren möchten wir Ihnen Impulse geben, dass Sie gegebenenfalls zusätzliche Werte, die bislang nicht Gegenstand der Blutuntersuchung waren, perspektivisch von Ihrem Arzt einfordern können. Natürlich kommt hier sofort die Frage der Kosten auf. Tatsache ist: Labordiagnostik kostet Geld. Wir müssen an dieser Stelle klar formulieren, dass der Großteil an weitergehenden Parametern nicht von den gesetzlichen Krankenkassen bezahlt wird. Private Krankenkassen zahlen bei entsprechendem Versicherungsstatus in der Regel alle Parameter. Tatsache ist auch, dass die Werte, die von den gesetzlichen Krankenkassen übernommen werden, viel zu minimalistisch sind, als dass sie eine Therapie aus ganzheitlicher Sichtweise ermöglichen.

Das typische Blutbild, was erfahrungsgemäß beim Hausarzt abgenommen wird, misst meistens die Menge aller Blutzellen, die Qualität und Quantität der roten Blutkörperchen, ausgewählte Leberparameter, Nierenwerte und das Cholesterin – aus unserer Sicht im Grunde eine relativ oberflächliche Betrachtung des Blutes und damit des Gesundheitszustandes. Für Patienten, bei denen das Risiko besteht, an Diabetes zu erkranken, wird meistens noch der Blut- und/oder der Langzeitblutzucker (HbA1c) gemessen. Nun muss Ihnen bewusst sein, dass bei einem Abweichen dieser Werte von der Norm ein Ergebnis gemessen wird, dem unzählige biochemische Prozesse vorausgehen. Es macht also Sinn, sich mit genau diesen Prozessen zu beschäftigen! Insofern gehen wir an dieser Stelle auf Blutwerte ein, die in einem ganz engen Zusammenhang mit der Darmgesundheit stehen. Wir treffen demnach eine Auswahl an Werten, bei denen wir einerseits aus unserer Praxiserfahrung heraus und andererseits auf Basis der aktuellen wissenschaftlichen Erkenntnisse wissen, dass sie bedeutsam sind und es Werte sind, die im Rahmen der Darmgesundheit mit betrachtet werden sollten.

Wesentliche Einzelwerte im Zusammenhang mit dem Darm

- **Hochsensitive CRP**

Die Abkürzung CRP steht für »C-reaktives Protein«. Dieses Protein ist Teil einer Proteinabfolge, bei der jedes einzelne Protein aktiv wird, um einen Entzündungsprozess im Körper aufrechtzuerhalten. Mit der Entzündung möchte der Körper den Schaden beheben. Ist die Entzündung abgeklungen, kann das Protein im Blut nicht mehr erhöht nachgewiesen werden. Der hier aufgeführte Wert des hochsensitiven CRPs hat mit dem normalen CRP-Wert wenig zu tun. Keinesfalls darf er mit diesem verwechselt werden. Mit äußerst empfindlichen Messmethoden können heute CRP-Erhöhungen gemessen werden, die unterhalb des CRP-Wertes angegeben werden. Das bedeutet, dass über den hochsensitiven CRP-Wert kleinste Entzündungen im Körper aufgespürt werden können.

Bei einer Abweichung vom Referenzbereich ist dies ein Hinweis auf ein erhöhtes Arterioskleroserisiko an den Herzkranzgefäßen, jenen Gefäßen, die den Herzmuskel versorgen. Diese Erhöhung würde letztlich als erhöhtes kardiovaskuläres Risiko, Herzinfarktrisiko, interpretiert werden. Dahinter steckt eine lokale, an der Gefäßinnenwand ablaufende Entzündungsreaktion. Es braucht erst die Entzündung, bis es Jahre später zum Infarktausbruch kommt. Um es noch mal zu verdeutlichen: Der Arzt bestimmt lediglich den CRP-Wert, bescheinigt Ihnen damit, keine Entzündung im Körper zu haben, und dennoch haben Sie vielleicht eine.

Aus unserer Sicht sollte der hochsensitive CRP-Wert immer im Blut bestimmt werden. Der Wert korreliert mit Entzündungen an der Darmschleimhaut. Und hier erinnern Sie sich bitte an unsere

Ausführungen im Kapitel »Was passiert, wenn nicht eingegriffen wird« ab S. 59. Bei einem »Leaky-Gut-Syndrom« herrscht im Körper eine Entzündungsreaktion! Auch wenn diese nicht mit den klassischen Methoden der konservativen Medizin nachgewiesen werden kann, der Organismus wird versuchen, sie zu bearbeiten. Die chronische Entzündungsreaktion führt dazu, dass sich im Körper Mikroentzündungen ausbreiten, welche an den Gefäßen messbar sind. In der Folge ist häufig der hochsensitive CRP-Wert erhöht, der normale CRP-Wert gleichwohl im Normbereich.

Wir möchten Ihnen dies noch auf einem anderen Weg verdeutlichen. Herz-Kreislauf-Erkrankungen gelten in der Medizin als Erkrankungen im Alter. Diese Gruppe der Erkrankungen steht nach wie vor an Platz 1 der Todesursachen in Deutschland und weltweit. Davon abgeleitet könnte man denken, dass nur ältere Menschen einen erhöhten hs-CRP haben können. Die Beobachtungen in unseren Praxen sind ganz andere: Junge Menschen haben diesen Wert erhöht. Rein physiologisch auf Basis der Altersdegeneration betrachtet, kann ein 30-jähriger Patient im Normalfall keine Gefäßveränderungen haben, er ist zu jung dafür. Dennoch ist nachweislich der hs-CRP-Wert im Blut erhöht, wenn diese jungen Patienten ein »Leaky-Gut-Syndrom« haben oder gar einen erhöhten Calprotectin-Wert im Stuhl. Das Blut erzählt in diesem Fall, dass die Entzündung auch auf Strukturen des Körpers übergegangen ist. Der Parameter des hs-CRPs ist das Zeichen dafür, dass die Entzündung sich auf kleinste Gefäße, die für den Herzmuskel verantwortlich sind, ausgeweitet hat.

▪ Homocystein

Unter diesem Wert wird eine Aminosäure verstanden, die natürlicherweise im Organismus vorkommt. Es ist ein Zwischenprodukt, welches im Stoffwechsel in der Zelle anfällt. Physiologisch wird es vom Körper zu anderen Stoffen weiterverarbeitet. Dabei entsteht auch das für den Organismus so wichtige Methionin, eine weitere Aminosäure, welche für den Organismus unschädlich ist und der Ausgangspunkt für zahlreiche andere wichtige Stoffe im Körper. Für den Umbau des Homocysteins werden B-Vitamine benötigt: Vitamin B6, Vitamin B12 und Vitamin B9, eher bekannt unter der Bezeichnung Folsäure. Wenn diese Vitamine fehlen oder nur mangelhaft im Organismus vorhanden sind, reichert sich das Homocystein an und schädigt den Zellstoffwechsel und damit den Organismus.

Aus den Kapiteln, in denen wir das Mikrobiom und die Aufgaben der Bakterien beschreiben, wissen Sie, dass die B-Vitamine im Darm synthetisiert bzw. resorbiert werden. Ein Mangel an B-Vitaminen kann zwar in einem höheren Verbrauch begründet sein, häufig aber ist die Ursache im Darm zu suchen. Vitamin-B-reiche Nahrungsmittel sind Fleisch, Käse, aber auch Eier. Es gibt keine Zweifel, dass ein sich vegetarisch oder vegan ernährender Mensch bei fehlender Substitution in den Mangel kommt.

Generell bleibt aber festzuhalten, dass eine Dysbiose auch den gesamten Stoffwechsel, ganz besonders aber den der Vitamin-B-Synthese beeinflusst. Unter den Naturheilkundlern ist das Homocystein bekannt als schädigender Faktor für unsere Blutgefäße. Es wirkt auf mehreren Wegen negativ. Erhöhtes Homocystein reichert sich in der Zelle an und schädigt die Zelle von innen. Die Zelle steht unter Stress, es kommt zu Anreicherung weiterer schädlicher Radikale. Darüber hinaus verhindert Homocystein die Synthese eines weiteren Stoffs, den der Körper aber für die Regulation benötigt. Es wird in der Folge zu wenig Stickstoffmonoxid hergestellt. Stickstoffmonoxid in einem gewissen Maß wirkt gefäßerweiternd. Ist es vermindert im Organismus vorhanden und zirkulieren schädliche Radikale in erhöhtem Maße, kann es zu fehlgeleiteten Gerinnungsprozessen und zur erhöhten Plaquebildung an den Gefäßinnenwänden kommen.

Entsprechend dieser Schilderung wird dem Homocystein eine kausale Ursache für verschiedene Erkrankungen, die mit zunehmendem Alter häufiger werden, zugesprochen. Die Herz-Kreislauf-Erkrankungen haben wir schon erwähnt, dazu zählen auch die Schlaganfälle. Alzheimer und generell die Demenz stehen mit einem erhöhten Homocysteinspiegel im Zusammenhang, da das Homocystein auch die Gefäße im Gehirn schädigt. Untersuchungen haben sogar gezeigt, dass das Homocystein im Zusammenhang mit der Knochengesundheit steht – ein erhöhter Spiegel kann die Entwicklung von Osteoporose fördern. Auch auf die Gesundheit des Auges wirkt ein erhöhter Homocysteinspiegel negativ. Er steht in Verdacht, die Entwicklung der gefürchteten Makuladegeneration zu fördern. Nach offizieller Lesart der klassischen Medizin ist der Parameter nicht von den gesetzlichen Kassen akzeptiert, genügend Studien in der Wissenschaft zeigen allerdings die Bedeutung des Homocysteins. Und wenn man den Aufgaben der B-Vitamine Beachtung schenkt, ist wenigstens zu erahnen, was geschieht, wenn diese so wichtige Gruppe im Mangel ist.

Wir schrieben, dass alle Parameter in gewisser Weise von der Darmgesundheit abhängig sind. Zwei weitere wichtige Faktoren möchten wir noch nennen:

- Vitamin D, bekannt als Sonnenvitamin, ist u. a. wichtig für die Regulation des Immunsystems, die Schleimhautregeneration des Darmes, des Blutdrucks.
- Das Element Zink, in seiner Funktion für die Stärkung des Immunsystems berühmt, darüber hinaus und das als viel wichtigere Aufgabe, an Hunderten enzymatischen Prozessen beteiligt. Es ist wichtig für die immer wieder notwendige Schleimhautregeneration.

Was bedeutet Ihr Befund?

Nachdem wir über die diagnostischen Möglichkeiten geschrieben haben, möchten wir Ihnen anhand von Praxisfällen die Diagnostik noch verständlicher und vor allem noch transparenter machen. Uns liegt es sehr am Herzen, dass Sie Ihren eigenen Befund verstehen können. Ganz häufig erleben wir in unseren Praxen, dass Patienten berichten, ihr Arzt würde ihnen den Ausdruck des aktuellen oder zurückliegenden Blutbildes nicht geben, es sei alles in Ordnung. Wie oft kommen Patienten, legen dann diese Blutbilder vor, aber ein Blick auf die Werte verrät: Es ist nicht in Ordnung. Wir möchten ein Stück dazu beitragen, dass jeder Einzelne, wenn er als Patient beim Arzt ist, Verantwortung übernimmt. Das Gegenteil ist in der Regel der Fall, der Patient betritt die Arztpraxis und gibt die Verantwortung ab. Das funktioniert nicht! Die Verantwortung hat ein jeder selbst für sich. Der Arzt macht vielleicht ein Angebot, empfiehlt ein Medikament, damit das Symptom verschwindet. Die Regeneration des Körpers geschieht von innen, dies kann kein Arzt und im Übrigen auch kein Heilpraktiker übernehmen.

Aber: Der Körper kann dabei unterstützt werden! Ein gesunder Darm ist dabei ganz entscheidend an der Regeneration beteiligt. Wir möchten Ihnen Befunde in einigen Facetten vorstellen. Vielleicht fühlen Sie sich angesprochen, möchten mit einer Diagnostik mehr erfahren und damit die ersten Schritte für Ihre Darmgesundheit angehen.

Blick auf Praxisfälle

Die Fälle stammen aus unseren Praxen, sie sind selbstverständlich anonym und verdeutlichen unterschiedliche Anliegen, mit denen die Menschen zu uns kamen. Die dargestellten Befunde sind Auszüge aus dem Gesamtbefund. Die Befunde, gemeinsam mit ihrer Interpretation, sollen Ihnen einen Einblick in die diagnostischen Möglichkeiten geben.

Bitte betrachten Sie jeden (!) hier aufgeführten Befund als individuell. Lege artis ist es uns untersagt, hier konkrete Therapiehandlungen aufzuführen, da ein Befund mit übereinstimmenden Werten eines anderen Befundes trotz der Übereinstimmung gegebenenfalls in einer anderen Reihenfolge oder aber mit vollkommen anderen Präparaten behandelt werden muss. Zudem geben wir zur Wahrung der Anonymität der Befunde auch niemals alle Aspekte aus der Anamnese an. Diese aber können einen ganz entscheidenden Einfluss auf die Therapie haben. Würden wir Empfehlungen für Darmpräparate auf Synbiotika-Basis geben, heißt es noch lange nicht, dass sie jeder verträgt, auch wenn der Befund es scheinbar vorgibt. Aus der Praxis berichtet, muss insbesondere bei Patienten, die in der Anamnese eine Histaminunverträglichkeit benennen, ganz besonders achtgegeben und müssen u. U. verschiedene Präparate ausprobiert werden, gegebenenfalls muss sogar noch eine vollkommen andere zusätzliche Therapie, außerhalb des Darmes, zu Beginn gewählt werden. Hier ist ein entscheidender Unterschied zur klassisch-konservativen Medizin: Es werden keine chemischen Medikamente gegeben, um einen Wert in die Norm zu bringen, vielmehr werden Präparate empfohlen, die die Regeneration ermöglichen. Dazu sind im Verlauf u. U. Rücksprachen mit dem verantwortlichen Therapeuten notwendig, denn Regeneration braucht Zeit und unterwegs vielleicht auch eine Anpassung der Therapie. Darüber hinaus geht die Darmregeneration mit Umsetzung einer individuellen Ernährungsänderung (idealerweise basierend auf einer individuellen Blutuntersuchung) einher. Insofern ist die Ableitung Befund – Präparat hier nicht der Fokus. Alles, was wir in diesem Kapitel möchten, ist, Sie zu motivieren, eine Diagnostik über Ihren Darm in Auftrag zu geben und diese auch verstehen zu können. Was uns insbesondere am Herzen liegt, ist, dass Sie nachvollziehen können, dass die in den vorhergehenden Kapiteln beschriebenen Tatsachen quantifiziert werden können. Genau das finden Sie nun in den folgenden Befunden beispielhaft abgebildet.

■ Praxisfall 1: Durchfall seit sieben Jahren

Patientin, 83 Jahre alt. Vorstellung in der Praxis wegen Durchfalls seit sieben Jahren, Einnahme von zehn Medikamenten, eine der wesentlichsten Grunderkrankungen ist die COPD, eine chronisch obstruktive Lungenerkrankung. Wunsch der Patientin zu Therapiebeginn: »Ich habe einen Reizdarm, es konnte keiner etwas finden. Bitte helfen Sie mir, dass ich keinen Durchfall mehr habe.«

Befundauszug:

Test	Ergebnis	Einheit	Normbereich
Stuhldiagnostik			
Einzelparameter			
Sekretorisches Immunglobulin A (sIgA)	6709,5	µg/ml	510 - 2040
Nachweis einer Malabsorption			
Calprotectin	27,74	mg/l	< 50
Alpha 1-Antitrypsin	4,7	mg/dl	< 27,5
Toxinbildende Clostridien (Cluster I)			
Toxinbildende Clostridien(ClusterI)	1,9 x 10^10	KBE/g Stuhl	< 5,0 x 10^8
Faecalib. prausnitzii	1,7 x 10^10	KBE/g Stuhl	> 2,0 x 10^10

Befundinterpretation Fall 1:

In der Stuhlprobe wurden toxinbildende Clostridien nachgewiesen, die mit großer Wahrscheinlichkeit verantwortlich für den Durchfall der Patientin sind. Die Schleimhaut ist nicht entzündet, die Darmbarriere ist regelgerecht. Es gibt massive Abwehrreaktionen an der Schleimhaut, vermutlich durch den Clostridienbefall. Der anhaltende Durchfall ist für die Patientin aufgrund der vielen Medikamenteneinnahmen von hoher Bedeutung und beeinträchtigt sie stark. Infolge des Durchfalls werden die Medikamente nicht resorbiert, das heißt, wieder ausgeschieden. Der Clostridienbefall ist für die alte Dame nicht nur vor diesem Hintergrund fatal. Wir haben in den vorhergehenden Abhandlungen geschildert, welche Bedeutung die Darmschleimhaut auch für andere Organsysteme hat. Bei der vorliegenden COPD ist es zwingend notwendig, die Schleimhaut auch im Darm zu regenerieren und zu stärken. Missverhältnisse dort wirken sich auf andere Schleimhautbereiche – hier Bronchien und Lunge – ungünstig aus. Diese Tatsache können Sie mit dem Beschriebenen aus dem Kapitel »Welche Nachbar-Ökosysteme sind für meine Gesundheit noch wichtig« nunmehr nachvollziehen.

Praxisfall 2: Unkontrollierter Stuhlabgang

Patient, 62 Jahre alt. Vorstellung in der Praxis mit Depressionen, Erschöpfung, unkontrolliertem Stuhlabgang.

Befundauszug:

Maldigestion, Malabsorption, MIS			
Verdauungsrückstände			
Quant. Nachweis von Fett	7,10	g/100g	< 3,5
Quant. Nachweis von Stickstoff	1,00	g/100g	< 1,0
Quant. Nachweis von Zucker	3,20	g/100g	< 2,5
Quant. Nachweis von Wasser	69,30	g/100g	75 - 85
Nachweis einer Malabsorption			
Calprotectin	112,83	mg/l	< 50
Alpha 1-Antitrypsin	149,8	mg/dl	< 27,5
Einzelparameter			
Sekretorisches Immunglobulin A (sIgA)	>7500	µg/ml	510 - 2040

Befundinterpretation Fall 2:

Die Probe lässt außen vor, warum der Abgang des Stuhlgangs plötzlich und unkontrolliert geschieht. Die Schleimhautverhältnisse können aufgrund der Parameter relativ sicher beurteilt werden. Es liegt eine entzündliche Schleimhaut mit erhöhter Durchlässigkeit vor. Zudem gibt es massive Abwehrreaktionen an der Schleimhaut. Es lassen sich Unverträglichkeitsreaktionen vermuten, aber auch eine erhöhte Bereitschaft des darmassoziierten Immunsystems aufgrund der Entzündung und der Durchlässigkeit. Ebenfalls sind die Verdauungsrückstände auffällig, das Fett kann nicht verdaut werden. Darüber hinaus lässt die Probe den Rückschluss zu, dass der Patient zu wenig trinkt, denn die Probe war sehr trocken, der Wassergehalt zu niedrig.

Praxisfall 3: Schwere Arthritis

Patientin, 65 Jahre alt. Vorstellung in der Praxis mit starkem Meteorismus (Blähungen), unregelmäßigem Stuhlgang, schwerer Arthritis. Wunsch der Patientin zu Therapiebeginn: »Ich möchte zusätzlich zur konservativen Medizin gerne alternative Wege zur Behandlung meiner Beschwerden gehen.«

Befundauszug:

Einzelparameter			
Sekretorisches Immunglobulin A (sIgA)	2809,1	µg/ml	510 - 2040
Mykologische Stuhluntersuchung			
Candida species	< 1,0 x 10^3	KBE/g Stuhl	< 1,0 x 10^3
Candida albicans	< 1,0 x 10^3	KBE/g Stuhl	< 1,0 x 10^3
Schimmelpilze	negativ		negativ
Geotrichum candidum	< 1,0 x 10^3	KBE/g Stuhl	< 1,0 x 10^3
Nachweis einer Malabsorption			
Calprotectin	623,52	mg/l	< 50
Alpha 1-Antitrypsin	123,9	mg/dl	< 27,5

Befundinterpretation Fall 3:

Die Probe zeigt eine massive Entzündung der Schleimhaut, die bei keiner Koloskopie diagnostiziert wurde. Darüber hinaus hat die Patientin eine signifikant durchlässige Darmschleimhaut. Für ihre Grunderkrankung, der Arthritis, ist dieser Befund fatal. Die Arthritis ist eine systemische Entzündung im Körper, da mehrere Gelenke entzündet sind. Sowohl die entzündliche als auch durchlässige Schleimhaut halten die Entzündung an den Gelenken aufrecht. Es ist eine Grundbedingung für die Begleitung der Patientin bei ihren Gelenkbeschwerden, dass die Entzündung des Darmes behandelt wird. Zudem bringt das Krankheitsbild einen erhöhten Bedarf an Mikronährstoffen mit sich. Infolge der Entzündung und der Durchlässigkeit ist von einer deutlich eingeschränkten Resorptionsleistung auszugehen. Der Bedarf an Nährstoffen kann nicht gedeckt werden.

■ Praxisfall 4: Übergewicht und Verstopfung

Patientin, 63 Jahre alt. Vorstellung in der Praxis wegen mangelnder Gewichtsabnahme trotz vieler Diäten und Stoffwechselproblemen.

Befundauszug:

Bakterienphyla (Verteilung)			
Actinobacteria	2,9	%	1,0 - 5
Bacteroidetes	28,4	%	30 - 60
Firmicutes	64,8	%	30 - 60
Fusobacteria	0,0	%	0,0 - 1,0
Proteobacteria	2,9	%	1,5 - 5,0
Verrucomicrobia	0,0	%	1,5 - 5
Sonstiges	1,1	%	
Ratio			
Firmicutes/Bacteroidetes	2,29	Quotient	< 1,5

Befundinterpretation Fall 4:

Die beiden Hauptgattungen der Flora weichen deutlich von der physiologischen Norm ab. Es konnte ein hoher Anteil an Firmicuten nachgewiesen werden, Bacteriodetes hingegen waren geringer als physiologisch vorgesehen. Firmicuten verstoffwechseln an sich unverdauliche Substanzen wie Ballaststoffe und faserhaltige Nahrung, sodass auch aus diesen Kalorien gewonnen werden. Ein hoher Anteil an Firmicuten begünstigt Übergewicht. Im Fall der Patientin ist davon auszugehen, dass eine achtsame Förderung der Bacteroidetes-Hauptgattung hinsichtlich der Quantität ihren Stoffwechsel positiv beeinflusst und die weitere Gewichtszunahme ausbleibt.

Fall 5: Psoriasis, psychische Beschwerden, Haarausfall, Darmbeschwerden

Patientin 62 Jahre alt, fragt alternative Methoden zur Begleitung der klassischen konservativen Medizin nach.

Befundauszug:

Firmicutes			
Butyratbildner			
Faecalibacterium prausnitzii	5,1 x 10^9	KBE/g Stuhl	> 5,0 x 10^10
Eubacterium rectale	8,1 x 10^9	KBE/g Stuhl	> 1,0 x 10^10
Eubacterium hallii	3,9 x 10^9	KBE/g Stuhl	> 5,0 x 10^9
Roseburia spp.	5,0 x 10^10	KBE/g Stuhl	> 2,0 x 10^10
Ruminococcus spp.	1,2 x 10^10	KBE/g Stuhl	> 3,0 x 10^10
Coprococcus	1,0 x 10^10	KBE/g Stuhl	> 2,0 x 10^10
Gesamtkeimzahl	9,6 x 10^10	KBE/g Stuhl	> 1,3 x 10^11
Fusobacteria			
Fusobacterium spp.	2,4 x 10^7	KBE/g Stuhl	< 1,0 x 10^7

Befundinterpretation Fall 5:

Im Mikrobiom der Patientin gibt es einen starken Mangel an Butyratbildnern. Im Therapieverlauf müssen deshalb unbedingt präbiotische Substanzen berücksichtigt werden. Aufgrund des starken Mangels an butyratbildenden Bakterien ist davon auszugehen, dass die Darmbarriere nicht stabil ist, sondern zu erhöhter Durchlässigkeit neigt. Es sollte ein Anstieg der butyratbildenden Bakterien im Therapieverlauf erzielt werden, um der Patientin aus Sicht des Mikrobioms eine gute Prävention für neurodegenerative Erkrankungen zu geben. Auffallend ist ein erhöhter Anteil an Fusobakterien. Ein Teil dieser Bakteriengruppe wird mit dem vermehrten Auftreten kolorektaler Karzinome in Verbindung gebracht. Das Bakterium stört das Mikroklima im Darm und setzt weitere Dysbioseprozesse in Gang. In der Therapie sollte versucht werden, das Bakterium in den Normbereich zu reduzieren.

Bedenken Sie, dass die vorgestellten Befunde ein Bruchteil der heute umsetzbaren Laboranalysen darstellen. Die Stuhldiagnostik vollumfänglich nach dem heute wissenschaftlich möglichen Stand darzustellen, würde in diesem Buch den Rahmen sprengen.

Dennoch setzen wir uns in unserem Tun und in unserem Engagement für den Patienten immer dafür ein, dass eine Therapie auf Basis einer fundierten Diagnostik formuliert wird. Die Gründe können Sie sicher nachvollziehen: Eine Diagnostik ermöglicht im Verlauf die Kontrolle, ob die Therapie richtig ist und sich dementsprechend in der positiven Entwicklung der Werte zeigt. Zudem zeigt die Darmdiagnostik in vielen Fällen immer den Weg zur Ursachenbehandlung. Sie wissen mittlerweile, dass ein »Leaky-Gut-Syndrom« keine Schmerzen verursachen muss, aber Quelle Ihrer Krankheitsentstehung sein kann. Ohne spezielle und auf Sie abgestimmte Diagnostik würde dieser Fakt verborgen bleiben.

Welche Auffälligkeiten gibt es bei bestimmten Krankheiten?

»Der Gesunde hat viele Wünsche, der Kranke nur einen.« Wie oft ist Ihnen dieses Sprichwort schon in den Sinn gekommen? Wann denkt man über seine eigene Gesundheit nach? Meistens doch erst, wenn man krank ist, oder? Haben Sie schon mal darüber nachgedacht, wie es wohl wäre, wenn es ein bestimmtes Warnsignal gäbe, das uns rechtzeitig, oder besser noch, früh- oder vorzeitig auf gesundheitliche Probleme aufmerksam machen würde? Wie sollte ein solches System Ihrer Meinung nach aussehen, und würden wir tatsächlich darauf hören?

Vielleicht werden Sie staunen, aber eigentlich sind wir mit einem solchen Warnsystem ausgestattet, das Problem ist nur, dass wir es (oft) überhören. Trotz oder vielleicht gerade wegen all dieser Fortschritte, die wir in den letzten Jahren und Jahrzehnten zu verzeichnen hatten, haben wir die Sensibilität für unseren Körper und dessen Wohlbefinden zum Teil verloren. Wir funktionieren, so lange es irgendwie nur geht, und wenn es nicht mehr geht, sind wir bereit, zu »harten« Mitteln wie Antibiotika, Cortison oder Antidepressiva zu greifen, damit wir schnell weiterfunktionieren können. Dabei gibt es oft schon Jahre davor erste und oft sogar auch ernste Anzeichen, die wir in unserer Geschäftigkeit leider allzu oft überhören oder übersehen.

Wie wir wissen, haben wir sehr oft der Frage von der Henne und dem Ei nachzugehen. In unserem Fall würde das heißen: Werden wir krank, weil wir ein krankes, schlecht besiedeltes Mikrobiom haben, oder verlieren wir weiter an Diversität unserer Darmbakterien, wenn wir krank sind? Wenn wir im Stress sind, verlieren wir gute Darmbakterien, und haben wir zu wenige gute Darmbakterien, so kommen wir in den Stress. Stress kann Krankheiten nach sich ziehen, und Krankheit bedeutet in der Folge auch immer Stress, für Betroffene und auch für Angehörige. Gerade in der zweiten Lebenshälfte können Situationen uns stressen, welche wir früher souverän und ohne auch nur mit der Wimper zu zucken gemeistert haben. So ändert sich zum Beispiel mit zunehmendem Alter unser Schlaf-wach-Rhythmus, und oft können wir nicht mehr richtig ein- oder durchschlafen. Oder wir werden nachts wach, weil uns Schmerzen plagen, die durch Arthrose oder sonstige entzündliche Erkrankungen entstanden sind. Einige Patienten entwickeln Existenzängste, sie befürchten, mit ihrem Renteneinkommen könnten sie ihren Lebensunterhalt nicht mehr bestreiten oder es würde nicht reichen, um in ein Pflegeheim zu ziehen. Andere wiederum machen sich Gedanken, weil ihre Kinder geschieden werden oder ihre Enkel auf die schiefe Bahn geraten. So jagen viele, leider viel zu viele Menschen ihren Wünschen und Sorgen immer hinterher und vergessen darüber, dass das Leben gerade in diesem Moment stattfindet.

Um Abklärung kümmern statt sich Sorgen machen

»Was wäre, wenn …«, oder »Hätte ich nur …« sind ungesunde Gedanken, die meist zu nichts außer zu Falten, grauen Haaren und dem Verlust von guten Darmbakterien führen. Ist jemand arg im Stress, dauernd ein- und angespannt und fühlt sich seit Längerem müde und unausgeschlafen, und es unterlaufen ihm andauernd Fehler, entsteht ein Kloß im Hals, Schwitzattacken oder Herzklopfen folgen bei geringster Anstrengung. Dieser Symptomatik muss nachgegangen werden. Auch wenn hier fast jeder Therapeut den Verdacht auf ein mögliches Burn-out äußern würde, so muss doch labortechnisch und differentialdiagnostisch abgeklärt werden, was wohl im Argen liegt. Es geht zunächst darum, auszuschließen, dass sich hinter einer solchen schon fast komplexen Symptomatik nicht eine bösartige Erkrankung, eine Schilddrüsenfehlfunktion, eine innere Blutung, ein Mangel an Vitaminen oder Mineralien, eine Wechseljahresproblematik, ein Ernährungsfehler oder Ähnliches versteckt. Auch anhand dieses Beispiels sehen Sie, wie komplex es sein kann, eine richtige Diagnose im richtigen Zeitrahmen zu stellen. Oft kann eine solche Thematik nicht in einem ersten oder einzigen Gespräch geklärt werden, sondern es müssen weitere Untersuchungen angestrebt werden. Blut- und Urinergebnisse aus dem Labor sind hier die Basis, falls nötig gefolgt von bildgebenden Verfahren oder gar endoskopischen Untersuchungen.

Dieser beträchtliche Aufwand bleibt aber sehr oft, und man könnte schon fast sagen, Gott sei Dank, ohne Befund. Damit ist Betroffenen nicht wirklich geholfen, denn das Problem besteht weiter und meistens die Symptome auch. Hier wäre es unabdingbar, ein ausführliches Stuhllabor anzufordern und mal auf die Darmgesundheit zu schauen.

Bei einer solchen Symptomenvielfalt wie in unserem, leider doch sehr häufig vorkommenden, Beispiel beschrieben, übersehen Betroffene oft, dass sich ihre Stuhlgewohnheiten oder die Stuhlkonsistenz oder sogar die Stuhlfarbe geändert haben. Blähungen oder ein Rumoren im Bauch werden oft zwar als unangenehm, doch irgendwie auch als normal empfunden. Oft aber sind gerade die Blähungen oder der aufgetriebene Bauch oder womöglich der Durchfall nach dem Essen die ersten Krankheitszeichen und deuten entweder auf den Verlust von guten Darmbakterien, eine erhöhte Permeabilität der Darmschleimhaut oder das Fehlen von Verdauungsenzymen. Häufig sind es die häufigen und allgemein bekannten Beschwerden, die als Vorläufer für einen Diabetes, eine Leber- oder Gallenerkrankung, einen Reizdarm oder für eine Vielzahl anderer Erkrankungen gelten.

Signale ernst nehmen

Wenn Sie Ihre Eltern oder Großeltern in deren letzten Lebensdrittel noch gekannt oder womöglich sogar umsorgt, gepflegt oder begleitet haben, dann ist Ihnen vielleicht aufgefallen, dass diese irgendwann angefangen haben, sich Gedanken darüber zu machen, ob sie den Stecker vom Bügeleisen rausgezogen oder den Strom ausgeschaltet haben. Termine wie Fußpflege oder Zahnarzt wurden verschwitzt, weil das »Erinnerungskärtchen« verlegt worden war. Haben Sie mit ihnen telefoniert, so haben sie Ihnen abends das erzählt, was Sie sich morgens schon angehört hatten. Und irgendwann wurden Sie von der Polizei angerufen, weil Ihr Angehöriger den Nachhauseweg nicht mehr gefunden hat. In der Vorlaufzeit zu solchen Erkrankungen sendet der Körper regelmäßig Signale, die, genauer betrachtet, meistens auf eine Dysbiose oder ganz häufig ein »Leaky-Gut-Syndrom« zeigen können. Aber noch öfter werden diese Signale übersehen oder falsch beziehungsweise gar nicht gedeutet.

Kann das Immunsystem seine Aufgaben nicht mehr erfüllen, sind die Lösungen, die die klassische Medizin zu bieten hat, leider eher begrenzt und beschränken sich oft auf eine Cortisontherapie oder eine andere immunsupprimierende Therapie. Man versucht, das durcheinandergeratene System zu stoppen oder zu beruhigen, um weitere Schäden oder gar eine weitere oder komplette Zerstörung zu vermeiden. Dies bringt natürlich über kurz oder lang zusätzliche Probleme mit sich, die den Körper und die restlichen Organe schädigen können. Im Stuhllabor findet man bei einer solchen Therapie oft einen Hefepilz oder andere pathogene Keime, die Beschwerden wie Blähungen, aufgetriebener Bauch, stark riechender Atem, Müdigkeit nach dem Essen, Juckreiz und Lust auf Süßigkeiten hervorrufen kann.

Alle bisher aufgezählten Beschwerden oder Erkrankungen haben zumindest den Vorteil, dass man hier meistens im Blut verschiedene Parameter abklären und Unregelmäßigkeiten vorfinden kann.

Nun aber kommen wir zu den sogenannten schwer(er) zu diagnostizierenden Fällen, wo es oft, zumindest zu Beginn, so aussieht, als sei man gesund. Trotzdem fühlen diese Patienten sich immer öfter schlapp, müde, appetitlos, haben unerklärbare trübe Gedanken, sind kaum noch für etwas zu begeistern und hinterfragen den Sinn des Lebens. Oft gesellen sich zu dem Beschwerdebild noch Schlaflosigkeit oder undefinierbare Schmerzen. Langsam, aber sicher nimmt die Depression ihren Lauf. Sprüche oder Ratschläge wie: »Reiß dich am Riemen« oder »Wird schon wieder werden« sind Betroffenen keine Hilfe. Man fühlt sich unverstanden, überflüssig und nutzlos. Dieser Zustand ist unbedingt ernst zu nehmen.

Erfahrene Therapeuten wissen mit einer solchen Situation umzugehen und die nötigen Schritte einzuleiten. Auch hier sollte man zusätzlich zu den gängigen Untersuchungen unbedingt ein Stuhllabor empfehlen. In diesem wird sich mit großer Wahrscheinlichkeit eine zu geringe Diversität der Bakterienfamilien finden und womöglich noch ein »Leaky-Gut-Syndrom«, oft auch eine Entzündung.

Besondere Krankheiten brauchen oft besondere Menschen und ein besonderes Umfeld für ihre Heilung, wo ihnen das richtige Verständnis, genügend Aufmerksamkeit und die richtige Unterstützung entgegengebracht werden. Solche Krankheiten nennen sich oft ADS, ADHS, aber auch Downsyndrom, um nur einige zu nennen. Entgegen der allgemeinen Meinung, dass hier nur junge Menschen betroffen sind, ist die Realität eine ganz andere. Mit einem solchen Defekt zur Welt zu kommen, heißt nämlich, ihn ein Leben lang als Begleiter zu haben und mit dessen Aus- und Nebenwirkungen konfrontiert zu sein. Junge Menschen haben vielleicht den kleinen Vorteil, dass man ihnen etwas mehr Verständnis entgegenbringt, bei älteren Menschen tut man sich schon schwerer damit. Oft müssen Betroffene lebenslang chemische Medikamente einnehmen, um einerseits Reaktionen zu dämpfen und andere wiederum zu fördern. Diese Medikamente strapazieren leider aber auch das Mikrobiom, was nicht ohne Folgen bleibt. Die guten Darmbakterien werden mit der Zeit absterben, und ein »Leaky-Gut-Syndrom« wird entstehen. Die Darm-Hirn-Achse wird ihre Aufgaben nicht optimal erfüllen können, es werden zu wenig gute Buttersäuren gebildet werden, die Blut-Hirn-Schranke wird an Permeabilität einbüßen, die Gliazellen, welche als Immunsoldaten des Gehirns bezeichnet werden können, können die Neuronen nicht mehr genügend mit Nährstoffen versorgen oder Abfallprodukte nicht mehr rechtzeitig entsorgen. Die Einschränkungen, die solche Erkrankungen für Betroffene und ihr Umfeld beinhalten, sind oft enorm und erfordern viel Geduld. Es ist daher gut nachvollziehbar, dass Betroffene und Mitbetroffene hier in einem Dauerstress sind, der ebenfalls die Darmgesundheit in einem hohen Maß schädigen kann. Es ist folglich von hoher Wichtigkeit, die Darmgesundheit dieser Menschen zu unterstützen.

Im Stuhllabor wird man hier u. a. eine Dysbiose und ein »Leaky-Gut-Syndrom« vorfinden.

Zum Lebensende hin

Eine weitere große Herausforderung wird der letzte Lebensabschnitt sein, wenn die Kraft zu Ende geht, Hemmungen schwinden und Liebe oft nicht mehr reicht, um mit der Situation klarzukommen. Gemeint sind hier Erkrankungen wie Demenz, wo Betroffene oft körperlich und geistig immer eingeschränkter werden. Beginnen diese Erkrankungen oft schleichend, mit kleinen Veränderungen in der Motorik oder den kognitiven Fähigkeiten, so können sie im weiteren Verlauf eine Pathologie entwickeln, die kaum noch erträglich ist, da sie Betroffene immer mehr in den Status eines Pflegefalls bringt. Dieser Zustand ist ebenfalls eine sehr große Herausforderung für den Partner, die Kinder oder die Familienmitglieder, die sich einerseits tagtäglich diesen kontinuierlichen Zerfall ansehen müssen und andererseits sich um deren Pflege der Betroffenen kümmern müssen. Natürlich wäre man hier fast schon geneigt zu denken, dass nicht mehr viel zu retten ist. Diese Überlegung ist falsch und bedarf einer Korrektur: Auch diesen Menschen kann man jederzeit Gutes tun, indem man dafür sorgt, dass ihre

Darmgesundheit verbessert wird bzw. erhalten bleibt. Da diese Menschen oft unkontrollierten Stuhlabgang haben oder von Durchfall geplagt sind, wird man hier wahrscheinlich auch Clostridien im Stuhllabor vorfinden, die man mit einer adäquaten Therapie behandeln kann. Mit einem Wort: Es ist nie zu spät, sich um die Darmgesundheit zu sorgen und zu kümmern!

Dieses Kapitel wäre nicht komplett, wenn wir nicht auf die gefürchteten und leider immer häufiger vorkommenden Krebserkrankungen eingehen würden. Da wir viel Wert auf die Prävention legen, sei hier vermerkt, dass man so früh wie möglich damit anfangen sollte, Körper, Seele und Geist gesund zu erhalten. Trifft einen dann früher oder später doch eine solche Diagnose, dann gilt es vor allem, Ruhe zu bewahren, sich ein gutes Therapeutenteam zu suchen und einen ganzheitlichen Behandlungsansatz zu finden, der sowohl schulmedizinische wie auch komplementäre Therapieansätze beinhalten sollte. Hierzu sollten auch unbedingt eine psychologische Begleitung und eine Gesprächstherapie gehören.

Manche schulmedizinische Intervention wird bei dieser Erkrankung unvermeidlich ihre Spuren hinterlassen, wie eine Schädigung der Schleimhäute, die mit der komplementären Medizin wieder ins Lot gebracht werden kann. Eine Darmsymbioselenkung wird in einem solchen Fall ein guter ganzheitlicher Ansatz sein und sowohl die Lebensqualität wie auch den Heilungsprozess so gut als möglich unterstützen. Auch solch schwerwiegende Erkrankungen wie Krebs haben meistens einen Vorlauf und senden »Signale«, die oft übersehen werden. Dies können u. a. Schlaflosigkeit über längere Zeit, unerklärliche heftige allergische Reaktionen, erhöhter Blutdruck, bleierne Müdigkeit, Gewichtsverlust, Doppelbilder, Nachtschweiß, Bilden von Knoten oder Geschwülsten, Juckreiz oder Durchfall sein. Wir wollen hier keineswegs den Eindruck erwecken, dass Sie beim geringsten Anzeichen in Panik geraten sollen. Wer von uns hatte nicht mal eine Phase der Schlaflosigkeit oder hat in einer schwierigen Lebenssituation ungewollt Gewicht verloren. Nachtschweiß kann auch ein Zeichen eines Infektes sein und wird dann mit der Zeit auch wieder verschwinden. Mit dem richtigen Blick, der nötigen Achtsamkeit und der regelmäßigen Vorsorge sowie mit präventiven Maßnahmen, zu denen auch in regelmäßigen Abständen ein Blutlabor gehört, kann es sowohl möglich sein, die Gesundheit zu erhalten, wie Krankheiten rechtzeitig zu diagnostizieren und oft oder meistens sogar auch adäquat zu behandeln.

Kleines Fazit

Wir wollen jedoch auch noch mal klar darauf hinweisen, dass sich wiederholende Signale und Symptome oft ein Anzeichen für eine Erkrankung sein können und man dieselben nicht auf Dauer ignorieren sollte. So mancher Krebs hätte noch behandelt oder geheilt werden können, wenn er rechtzeitig entdeckt worden wäre. So manche autoimmune Erkrankung wäre nur in abgeschwächter Form aufgetreten, hätte man sich rechtzeitig darum bemüht.

Abschließend könnte man sagen, dass bei (fast) allen Krankheitsbildern eine Dysbiose (Ungleichgewicht der Darmflora), ein Mangel an Diversität, das Fehlen von Laktobazillen und Bifidobakterien, eine erhöhte Permeabilität der Darmschleimhäute (»Leaky-Gut-Syndrom«), das Vorhandensein von krank machenden Bakterien (wie Clostridien) sowie eine Entzündung vorliegen. Durch präventive Maßnahmen kann vielen Erkrankungen auf eine unkomplizierte und unauffällige Art und Weise begegnet werden. Diese Gelegenheit sollten wir nicht ungenutzt verstreichen lassen.

Welche Vorteile hat eine individuelle Beratung?

In der digitalen Zeit von Internet und Google-Recherchen stellt sich die Frage, ob auch Verdauungsbeschwerden und Darmprobleme mithilfe von pauschalen Tipps und Anleitungen, die das Internet gibt, zu verbessern sind. Unsere klare Antwort ist: Nein! Bitte suchen Sie sich einen erfahrenen Therapeuten, der sich Ihrer Beschwerden und Therapiewünsche annimmt. Ein Test im Internet kann Ihre persönliche individuelle Situation nicht berücksichtigen. Im Gegenteil, diese Tests sind darauf abgestimmt, die Bedürfnisse der breiten Masse aufzunehmen. Und ganz ehrlich, in Relation zum Ergebnis, verglichen mit Ihren individuellen Bedürfnissen, sind diese Tests dann auch schlichtweg zu teuer. Keine Frage, eine Therapeutenberatung in der Praxis kostet zusätzlich Geld, die Diagnostik ist hier meistens noch nicht berücksichtigt, sondern diese rechnet das Labor separat mit Ihnen ab. Sicher kostet Sie diese Kombination einiges an Geld, führt aber zu einer individuellen Therapie, welche am Ende sehr viel effizienter ist als jede Therapie, die das Internet vorschlägt. Darüber hinaus können Symptome und Beschwerden zwar bei verschiedenen Menschen dieselben sein, aber die Ursachen wiederum sind meistens vollkommen differenziert.

In unseren Praxen fragen wir nach dem Anamnesegespräch immer, ob das Gespräch und das weitere vereinbarte Vorgehen so stimmig sind, ob es noch Fragen oder Gesprächsbedarf gibt. Wir bieten immer an, dass es ebenfalls möglich ist, sich auch im Nachgang des Gespräches noch zu melden. Beispielsweise bei psychischen Belastungen kommt es immer wieder vor, dass ein Gespräch Dinge hervorruft, die dann auch mitgeteilt werden und einen Raum bekommen sollen. Das geht nur mit einem persönlichen Gegenüber. Einer Internetdomäne oder einem Internetserver ist relativ egal, ob die abgefragten Punkte bei Ihnen Empfindungen auslösen, die Sie umhertreiben. Sie bleiben damit allein. Wir sehen für unsere Patienten, gerade in einem Alter 50+, einen ganz anderen entscheidenden Aspekt in der individuellen Beratung: Das Thema der Medikamente. Bei den meisten Medikamenten gehen Sie davon aus, dass sie vollkommen unwichtig für Ihre Darmgesundheit sind. Das Gegenteil ist der Fall. Im Grunde wirken in gewisser Weise alle Medikamente auch im Magen-Darm-Trakt. Für einige ist es bekannt, hier sei wieder das Beispiel der Antibiotikapräparate genannt. Diese schädigen pathogene Keime, verdrängen aber auch gute Bakterien und können sogar Zellschäden in den Zelltiefen der DNA hervorrufen. Für viele Präparate ist es weniger bekannt, bei anderen kennen wir die konkreten Auswirkungen nicht genau. Dennoch, jedem Präparat muss in einer Medikamentenanamnese Beachtung geschenkt werden. Denn Medikamente verändern nicht nur das Mikrobiom, sie können Symptome hervorrufen, die wir nicht auf die Medikamenteneinnahme zurückführen können, obwohl diese möglicherweise einen Beitrag an der Symptomatik haben. Damit nicht genug. Der Diagnostik folgt die Therapie, und spätestens hier kann das Internet die aufkommenden Rückfragen von Ihnen nicht beantworten.

Was der Therapeut leisten kann

Wir erleben oft, dass es für eine Therapie entscheidend ist, in der Historie Ihres Lebens nachzuforschen, welche Events und Dinge auf Ihr Mikrobiom und damit auf Ihre Darmgesundheit Einfluss nehmen konnten. Das Problem von heute ist dem Therapeuten in der Regel auch in einigen Jahren präsent oder in Ihrer Patientendatei festgehalten. Möglicherweise hat sich das Problem weiterentwickelt, oder aus den damaligen Beschwerden ist ein neues Beschwerdebild entstanden. Wir formulieren dies ganz gerne mit den Worten: Das Leben geht weiter. Heute an einer Stelle therapiert, kann in einigen Jahren eine andere Symptomatik auftauchen. Der Therapeut betrachtet diesen Lebenszyklus, begleitet Sie. Nach unseren Erfahrungen aber ein ganz wesentlicher Aspekt, der Sie zu einer individuellen Beratung in der Praxis motivieren sollte: Ein guter Therapeut übernimmt auch immer eine körperliche Untersuchung. In dieser sollten beispielsweise die Perkussion des Bauches, das Abtasten der Bauchdecke, das Abhören von Darmgeräuschen Bestandteile sein. Allein aus der Wahrnehmung, dem Fühlen des Menschen kann der Therapeut Dinge ableiten, die gegebenenfalls für die Therapie oder aber auch für den weiteren Behandlungsverlauf entscheidend sein können. Wir sind der festen Meinung, dass nur ein erfahrener Therapeut für Sie das Bestmögliche formulieren kann – sowohl hinsichtlich der zu diagnostizierenden Laborparameter als auch hinsichtlich der auszuwählenden Präparate in Abstimmung mit Ihnen und in der persönlichen Wahrnehmung von Ihnen.

Den Darm ins Gleichgewicht bringen

Welche Behandlungsmöglichkeiten gibt es für den Darm?

Nachdem nicht nur die Alternativmedizin, sondern auch die Wissenschaft sich der überaus wichtigen Rolle des Darms bewusst sind, ist man natürlich bemüht, auch entsprechende Behandlungskonzepte anzubieten. Mittlerweile sind die Angebote so vielfältig geworden, dass man sich als Laie oft schwertut, was man denn jetzt anwenden soll und was nicht. Wie wir in den vorigen Kapiteln erfahren haben, braucht der Darm gesunde Schleimhäute. Diese wiederum brauchen B-Vitamine, damit sie optimal funktionieren und sich bei Bedarf regenerieren können. Auch haben wir gelernt, dass die Schleimhäute dicht und fest sein sollten, das können wir mit Huminsäuren unterstützen. Manchmal ist es wichtig, den Darm erstmal zu leeren und zu »reinigen«, bevor man sich an die Aufbauarbeit macht. Hier kann man einerseits auf die Colon-Hydro-Therapie zurückgreifen, andererseits auf Mittel wie Passagesalze. Auch Kaffee-Kohle, Myrrhe oder Kamille können die Darmgesundheit unterstützen. Bitterstoffe wie Pfefferminz, Kümmel, Fenchel, Amara, Schöllkraut, Mariendistel, Süßholzwurzel, aber auch Melisse können den »Luftabgang« erleichtern und die Verdauung unterstützen. Hier kann man u.a auf Tee- oder Tropfenmischungen zurückgreifen.

Curcumin und Omega-3-Fettsäuren können helfen, Entzündungen zu lindern und zu bekämpfen, Aminosäuren unterstützen ebenfalls die Darmgesundheit. Auch Bauchmassagen im Uhrzeigersinn können der Verdauung förderlich sein und zu einem besseren Wohlbefinden führen. Zu einer Darmsymbioselenkung gehört auf jeden Fall die Einnahme von hochwertigen Pro- und Präbiotika. Präbiotika sind faserhaltige und für uns Menschen unverdauliche lösliche (Ballast-)Stoffe. Präbiotika können im Dünndarm nicht aufgespalten werden. Ziel ist, dass sie unverdaut und möglichst intakt in den Dickdarm gelangen. Hier beeinflussen sie unsere (Darm-)Gesundheit und können u. a. das Hungergefühl stillen und das Abnehmen unterstützen. Sie sind der sogenannte Dünger oder das sogenannte Futter für unsere Darmbewohner, insbesondere für diejenigen, die unseren Dickdarm bewohnen. Sie sorgen dafür, dass diese aktiv werden und bleiben. Somit wird sowohl die Bakterienmasse wie auch die Stuhlmenge erhöht, was wiederum die Stuhlfrequenz günstig beeinflussen kann. Präbiotika sollten immer einschleichend dosiert und langsam gesteigert werden, da sie sonst starke Blähungen oder Bauchschmerzen provozieren können. Präbiotika beeinflussen außerdem die Calciumaufnahme. Probiotika sind Bakterien von lebenden Mikroorganismen, die vermehrungsfähig sind. Sie sind also nicht durch Lebensmittel wie Joghurt zu ersetzen. Lebensfähige Probiotika sind strengen Qualitätskontrollen unterworfen und müssen bestimmte Kriterien erfüllen, damit sie als »sicher« gelten und eine gesundheitsfördernde Wirkung haben. Sie müssen imstande sein, die Magenpassage zu überleben und sich im Darm zu vermehren. Sie müssen die Fähigkeit entwickeln, Milchsäure zu produzieren, und sollten auch noch bei Raumtemperatur stabil sein. Krank machende Mutationen wiederum müssen ausgeschlossen werden können.

Um ihren Aufgaben gerecht zu werden, müssen die Pro- und Präbiotika in einer relativ hohen Dosierung und darüber hinaus in verschiedenen Darreichungsformen vorliegen. In welcher Form und in welcher Menge sie verabreicht werden, sollte individuell entschieden werden. Sicherlich haben Sie auch schon von der sogenannten Mayr-Kur gehört, wo zunächst der Darm entleert wird und man über Tage oder gar Wochen fastet. (Bauch-)Massagen und Ruhezeiten runden diese Kur ab. Diese Behandlung sollte unter ärztlicher Aufsicht durchgeführt werden. Im Anschluss an eine solche Kur ist die Einnahme von Pro- und Präbiotika unabdingbar. Eine Darmsymbioselenkung sollte immer individuell abgestimmt sein, dies betrifft sowohl die Dosis wie auch den Zeitrahmen. So kann sich der Behandlungszeitraum auf zwei Monate bis zu mehreren Jahren belaufen oder als dauerhafte Begleitung sinnvoll sein.

Mögliche Behandlungsansätze

An den folgenden typischen Beschwerdebildern und häufig gestellten Diagnosen wollen wir verdeutlichen, dass es verschiedene Behandlungsansätze gibt. Zum einen den symptomorientierten klassischen Ansatz der Schulmedizin und zum anderen eine ursächlich relevante ganzheitliche Therapie. An dieser Stelle betonen wir ausdrücklich, dass die eine Therapie die andere nicht ersetzt, im Gegenteil, es kann sogar sinnvoll sein, eine kombinierte Therapie in Betracht zu ziehen. So braucht es in Akutsituationen, die u. U. sogar lebensbedrohlich sein können, durchaus den klassisch-medizinischen Ansatz. Spätestens im Anschluss daran, gegebenenfalls auch parallel, sollte man in ganzheitlicher Hinsicht auch die Ursache behandeln. Aus unserer Praxiserfahrung können wir sagen, dass bei Unterlassung einer ursachenbezogenen Therapie die Zeitspanne bis zum Rückfall in die akuten Phasen immer kürzer wird und/oder aber die Grundsatzsituation sich infolge der ständigen Medikamentengabe eher verschlimmert.

Beschwerde **(B)**
Allopathische Behandlung **(A)**
Ganzheitlicher Ansatz **(GA)**

B: Durchfall
A: Opioide, Loperamid als erstes Mittel zur Hemmung der Darmbewegung (Peristaltik)
GA: Ballaststoffe, resistente Stärke, Flohsamenschalen, Akazienfasern, natürliche Huminstoffe, spezifische probiotische Bakterienstämme

B: Verstopfung
A: Behandlung mit sogenannten Laxantien (Abführmitteln): Präparate mit Bisacodyl oder Natrium picosulfat. Osmotisch wirksame Salzlösung: Magnesiumsulfat, Natriumsulfat.

GA: Ballastfoffe, resistente Stärke, Ballaststoffe wie Flohsamen, Leinsamen , spezifische probiotische Bakterienstämme, hochkonzentriertes Fruchtfleisch der Papaya

Bereits gestellte Diagnose **(D)**
Allopathische Behandlung **(A)**
Ganzheitlicher Ansatz **(GA)**

D: Divertikel/Divertikulitis
A: Divertikel bleiben in beschwerdefreier Zeit i. d. R. unbehandelt, gegebenenfalls werden Quellmittel zur Stuhlregulierung wie Flohsamenschalen, Natriumverbindungen und Sukrose empfohlen, eine Divertikulitis ist bedrohlich und wird mit Antibiotikapräparaten behandelt.
GA: schleimhautregenerierende natürliche Präparate mit Wirkstoffen wie Lecithin, L-Glutamin, Broccoli-Extrakt, MSM, Phosphatidylcholin, B-Vitamine, Zink

D: Histaminunverträglichkeit
A: Auslöser vermeiden, sofern bekannt. Antihistaminika (Cortisonpräparate, Immunsupressiva), Proteinextrakt aus der Schweineniere zum Histaminabbau
GA: Ausschluss »Leaky-Gut-Syndrom«, Bestimmung DAO im Serum, Substitution der Co-Faktoren zur Bildung der DAO, Schleimhauttherapeutika, im weiteren Verlauf Gabe von spezifischen probiotischen Bakterienstämmen

Wie wichtig ist Sport für meine Darmflora?

Die Aussagen oder Meinungen über Sport sind sehr vielseitig und verschieden: »Sport ist Mord«, »Sport macht den Kopf frei«, »Sport schützt vor Herzinfarkt«, »Sport ist nichts für Faule«, »Sport hält jung, fit und schlank«, »Sport kann zur Droge werden«, »Sport ist eine Modeerscheinung« usw. Es gibt viele verschiedene Sportarten wie Teamsport, Partnersport, saisonal bedingte Sportarten, naturbedingte Sportarten oder ganz ausgefallene Sportarten. Die Ausrede, krank oder behindert zu sein, kann man heutzutage fast nicht mehr gelten lassen, wohl wissend, dass es sogar Olympische Spiele für Menschen mit Behinderungen gibt und dort jedes Jahr immer wieder Menschen durch ihre Leistungen, aber auch durch Ihre Fröhlichkeit, Entschlossenheit, Disziplin und Ihr Engagement überraschen. Jedenfalls bringen wir Sport meistens mit Bewegung in Verbindung. Aber auch Schachspielen wird mitunter als Sport bezeichnet, auch wenn es größtenteils ein Denksport ist.

Sportlich zu sein, ohne zu trainieren, ist (fast) ein Ding der Unmöglichkeit. Training ist das, was uns zu guten Leistungen führt, wenn es regelmäßig und kontinuierlich aus- und durchgeführt wird. Bleibende oder sich steigernde Leistungen können nur durch Training aufgebaut und erhalten werden. Was für den Sport gilt, gilt auch für andere Lebenssituationen. Es ist zum Beispiel wichtig, das Immunsystem zu trainieren! Hierzu dürfen wir uns nicht in Watte packen und nur vor der Heizung sitzen, sondern uns auch mal bei Wind und Wetter mit der richtigen Kleidung draußen bewegen. Was für das Körpertraining gilt, gilt auch für das Gehirntraining. Auch hier gilt es, uns täglich Denkaufgaben, Koordinationsaufgaben und Kommunikationsaufgaben zu stellen. Eine gute sportliche Tätigkeit wäre hier das Paartanzen, wo außer der Bewegung auch noch Koordination verlangt ist.

Sport ist auch noch in anderer Hinsicht von enormer Wichtigkeit für unseren Organismus: Unser »Bauchhirn« kommuniziert über die Darm-Leber-Hirn-Achse mit unserem »Kopfhirn«. Hierzu werden ein Kommunikationssystem, und – um im Bild zu bleiben – Wörter und Vokabeln benötigt. Unser Vagusnerv und viele Botenstoffe spielen hier eine erhebliche Rolle. Sport fördert die Durchblutung, insbesondere die sogenannte Mikrozirkulation. Die meisten Menschen verstehen unter Durchblutung die Versorgung unserer großen Gefäße. Der viel größere Teil unseres Gefäßsystems, ca. 74 %, gehören zur Mikrozirkulation. Die dazu gehörenden Gefäße versorgen unsere Organe in einem kleinstverzweigten Netzwerk und sorgen für einen guten Antransport an Nährstoffen und einen guten Abtransport an Schlackenstoffen. Bei mangelhafter Durchblutung werden unsere Darmschleimhäute nicht ausreichend und gut durchblutet, in der Folge verhindert dies wiederum eine gute Schleimhautregeneration. Ein Aspekt, der unseren Bakterien das Leben unnötig schwer macht.

Sport setzt Glückshormone frei

Sport bzw. Bewegung regt zudem Botenstoffe in unserem Organismus an, ihren Aufgaben gerecht zu werden. Es werden Glückshormone, sogenannte Endorphine, freigesetzt, die uns wiederum in die Lage versetzen, unsere Leistungen zu steigern. Bewegung fördert die Motilität, die Verdauung wird angeregt, und die Luft im Bauch, falls vorhanden, kommt in Bewegung. Sport und Bewegung in Maßen tun jedem gut, und Menschen, die an Verstopfung leiden, sollten besonders darauf achten, genügend Bewegung zu bekommen. Auch Treppensteigen kann schon hilfreich sein oder eine Bushaltestelle früher auszusteigen. Laufband oder Hometrainer können an Tagen mit schlechtem Wetter eine Alternative zum Gang nach draußen sein, obwohl man auch an solchen Tagen, ausgerüstet mit der richtigen Kleidung, etliche Zeit an der frischen Luft verbringen sollte. Sport und Bewegung sorgen für mehr Ausgeglichenheit und reduzieren den Stresspegel, was sich wiederum günstig auf die Diversität unserer Darmbewohner auswirken kann. Vor allem aber regt Sport den Verdauungsprozess an, sodass weniger Gärung und weniger Fäulniskeime entstehen. Bewegung und Sport fördern nicht nur unsere Darmgesundheit, sondern unsere Gesundheit im Allgemeinen, und sie sorgen dafür, dass wir so lange wie möglich agil, beweglich und gelenkig bleiben.

Was ist eine gute Ernährung für meinen Darm?

Asketen kommen, nach eigenen Aussagen, oft jahrelang ohne Essen aus. Wissenschaftlich geht man davon aus, dass ein Mensch maximal mehrere Wochen, kaum jedoch mehr als drei Monate ohne Nahrung auskommen kann.

Wer kennt den Spruch nicht: »Essen hält Leib und Seele zusammen«, und wer von uns würde nicht das Beste vom Besten auftischen, wenn liebe Freunde zum Essen kommen.

Noch nie war die Auswahl an Essen und Nahrungsbestandteilen so groß wie heute, noch nie waren Ernährungsweisen so komplex und auch so extrem, und noch nie herrschte, zumindest in unseren Regionen, eine solche Fülle. Von eiweißreich bis hin zu eiweißarm, vegetarisch, vegan, Happy Food, Brain Food, Steinzeiternährung, Rohkost, regionalen Köstlichkeiten, exotischen Nahrungsmitteln, Fertiggerichten, gluten-, laktose- und fruktosefrei bis hin zu Zuckerbomben findet sich heute alles im Angebot, und das meistens auch noch in allen Preisklassen. Sprüche wie »das Auge isst mit« oder »Liebe geht durch den Magen« kennen wir schon seit jeher, und sie sind heutzutage nicht weniger populär. Wir essen mit allen unseren Sinnen, so läuft manch einem beim Gedanken an gutes Essen, oder zumindest beim Geruch davon, schon das Wasser im Munde zusammen. Anderen wiederum wird es beim Geruch von bestimmten Speisen übel oder gar schlecht. Wenn das öfter vorkommt, muss dem natürlich nachgegangen und Rechnung getragen werden. Hier gilt es abzuklären, ob vielleicht Gallensteine vorliegen oder das Gehirn Signale sendet, die es als »schlechte« Erinnerung gespeichert hat. Wurde während eines Essens über Trennung, Kündigung oder gar Sterben gesprochen, so kann es sein, dass das Gehirn Gerüche oder Geschmäcker abgespeichert hat, die bei wieder auftretendem Kontakt mit dem Geruch oder Vorfinden dieser Speisen auf dem eigenen Teller das Gefühl von Unwohlsein oder Übelkeit auslösen.

Wie viel Zeit und Bedeutung räumen wir der Ernährung und dem Essen heutzutage überhaupt noch ein? Auch hier gehen die Praktiken und Vorstellungen weit auseinander. Während die einen während der Arbeit, während des Autofahrens oder während des Fernsehens essen und auch oft in Eile oder Hast, verbringen andere Stunden mit Kochen oder sitzen stundenlang in einem Restaurant. Ernährung hat also sicherlich auch etwas mit Zeit haben zu tun und mit dem Budget. Kann man es sich leisten, wenn auch nur kleine Mengen, aus nachhaltigem Bioanbau zu kaufen und zu verarbeiten, so unterstützt man damit definitiv nicht nur den eigenen Darm, sondern sein gesamtes Wohlbefinden und schreibt dem eigenen Gesundheitskonto Bonuspunkte zu. Hat man früher eher auf Fermentationsprozesse und Frischkost gesetzt, so setzt man heute oft mangels Zeit auf schnelles Essen, meistens bestehend aus Brot und einem Aufstrich oder das Teilchen zwischendurch.

Der Unterschied von heute zu früher besteht zudem noch darin, dass man früher oft sehr sparsam mit Nahrung und Essen umging, wobei heutzutage, zumindest in unseren Regionen, eher Überfluss herrscht. Sind Magenschmerzen früher schon mal entstanden, weil Betroffene Hunger hatten, so kennen wir heute eher die umgekehrte Version, nämlich dass der Magen drückt, weil man über den Hunger hinaus gegessen hat.

Auch hier kommt wieder die Bauch-Hirn-Achse ins Spiel und die Funktion von Botenstoffen. Im Normalfall signalisiert der Körper, wenn er genug gegessen hat, ein Sättigungsgefühl. Allerdings sendet auch manchmal das Gehirn nicht mehr das richtige Sättigungsgefühl, und so wird so lange gegessen, bis der Teller leer ist. Heute, in Zeiten von Multitasking und der Tatsache, dass man fast 24 Stunden lang an sieben Tagen der Woche einkaufen kann, sind neue Rituale entstanden, die der Gesundheit nicht unbedingt förderlich sind. Hinzu kommt, dass die Werbung uns auch nicht unberührt lässt, und unser Unterbewusstsein, das abspeichert, was es regelmäßig aufnimmt. Wer sich also regelmäßig der Werbung aussetzt, kann als Folge davon beim Einkaufen durchaus »versehentlich« zu Lebensmitteln greifen, die nicht auf dem Einkaufszettel stehen.

Ernährung wird teils schon zu einer Deontologie, welche Ernährungscoachs oder Gesundheitsgurus predigen, und so manch gelernter Ernährungsberater tut sich schwer, gegen diese vorgefassten Meinungen anzugehen. In fast keinem Bereich scheiden sich die Geister so sehr wie beim Essen. Die Modewelt tut ein Übriges, indem sie uns suggeriert, dass wir auf Biegen oder Brechen schlank sein müssen, und manch junges Ding fiebert seinem Idol nach und hungert sich fast zu Tode.

Welche Organe sind in welcher Art und Weise an unseren Verdauungs- und Stoffwechselprozessen beteiligt?

An diesem komplexen Prozess sind unsere sämtlichen Ökosysteme und die damit verbundenen Organe beteiligt.

- **Der Mund,** der durch Kauen den Speichel bereitstellt und der genau wie der Magen mit Schleimhäuten ausgestattet ist,
- **Das Gehirn,** welches sich nach Glukose sehnt,
- **der Magen,** der in stundenlanger Arbeit mithilfe der Magensäfte den Nahrungsbrei zersetzt,
- **die Arterien,** die das Blut und unter anderem (lebens-) wichtige Nährstoffe transportieren,
- **die Leber,** unser größtes Stoffwechselorgan, die unter anderem die Gallensäfte herstellt,
- **die Gallenblase,** welche diese speichert, eindickt und bedarfsgerecht abgibt,
- **die Nieren,** die für das Filtern der Giftstoffe zuständig sind,
- **das Fettgewebe,** das vom Körper bedingt gebraucht und gespeichert wird und das im Fettverbrennungsprozess eine wichtige Rolle spielt,

- **die Bauchspeicheldrüse,** welche Enzyme bereitstellt, um Fette, Kohlenhydrate und Eiweiße zu verdauen,
- **der Darm,** der sowohl für die Resorption als auch für Resorption und Ausscheidung zuständig ist.

Vielseitige Ernährung tut gut

Ernährung verbinden wir richtigerweise mit Essen, und Essen gehört auch zum kulturellen Leben, und kann, je nach Kultur, sehr unterschiedlich sein. So wie fast jedes Volk seine Nationalgerichte hat, die in den westlichen Ländern meist aus einer Mischkost aus Fett, Eiweiß und Kohlenhydraten besteht, in den östlichen Ländern, wie China, nach den 5 Elementen ausgerichtet ist, so haben auch Darmbakterien sogenannte Lieblingsspeisen. Die eigene Ernährung beginnt im Prinzip schon vor der Geburt, da die Föten über die Nabelschnur von der Mutter versorgt werden. Später gilt dann Muttermilch für Babys als besonderes Elixier. Studien haben ergeben, dass die Bakterienfabrik von Babys zeitgerecht die-

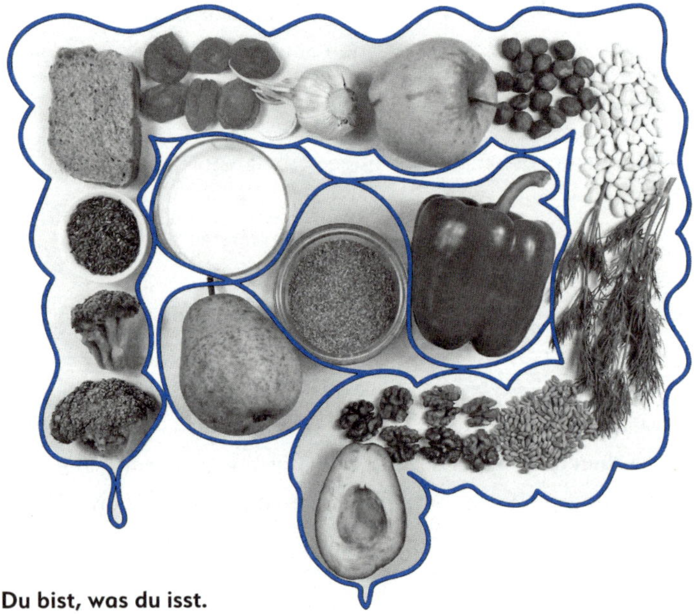

Du bist, was du isst.

jenigen Darmbakterien zur Verfügung stellt, die gerade gebraucht werden, um die zukünftige »fremde« (keine Muttermilch) Nahrung zu verarbeiten und zu verdauen. Forschungen haben ergeben, dass Muttermilch komplexe Zuckerverbindungen enthält, welche von den Darmbakterien in Stoffe verwandelt werden, die den Babys in ihrem Entwicklungsprozess nützlich sind. In jedem Alter und so auch zu jeder Zeit sollte man auf darmfreundliche Kost setzen. Das heißt viel Gemüse und wenig Fleisch, aber es heißt leider auch, sich von irgendwelchen Gewohnheiten zu verabschieden wie dem regelmäßigen Genuss von limonadenhaltigen Getränken, Süßigkeiten, zu viel tierischem Eiweiß oder einem übertriebenen, regelmäßigen Alkoholkonsum. Auch Rauchen und Kaffeegenuss im Übermaß gelten als Nervengifte und sollten, wenn überhaupt, mäßig dosiert werden.

Wie sieht es bei den Getränken aus?

Zu unserer Ernährung zählt nicht nur das Essen, sondern auch die Getränke. Kräutertees sollten genauso auf dem täglichen Ernährungsplan stehen wie stilles Wasser. Darmbakterien lieben (unlösliche) Ballaststoffe, sprich unverdauliche Nahrungsbestandteile, die vor allem aus pflanzlichen Lebensmitteln gewonnen werden. Diese kennen Sie vielleicht unter dem Namen Fiber. Fiber kann man kaufen (als Nahrungsergänzungsmittel), falls man diesen Stoff nicht mit seiner Ernährung zu sich nimmt – und das ist immer noch besser, als dem Darm zu wenig oder fast keine Ballaststoffe zu bieten. Empfehlenswert und vorteilhaft wäre jedoch, den Ernährungsplan dahingehend zu gestalten, dass man den größten Teil der Ballaststoffe mit und über die Nahrung zu sich nimmt. Hierzu gehören vor allem Obst, Gemüse und Hülsenfrüchte. Obwohl wir eigentlich wissen, dass diese Ballaststoffe gesund und eine gute Ernährung für unseren Darm sind, essen die meisten von uns davon (viel) zu wenig. Es ist also nicht verwunderlich, dass sich bei einseitiger und zudem noch ungünstiger Ernährung über kurz oder lang Verdauungsbeschwerden einstellen, die Darmbakterien ihre eigentlichen Aufgaben immer mehr vernachlässigen. So kann mit der Zeit eine »unerklärliche« Verstopfung entstehen, die eigentlich gar nicht so unerklärlich ist. Aber es sei hier auch unbedingt erwähnt, dass es bei einer ballaststoffreichen Ernährung unabdingbar ist, ausreichend zu trinken, da man ansonsten auch verstopfen kann.

Fehlen Ballaststoffe, kann dies das Unwohlsein, aber auch das Entstehen von einigen Krankheiten oder Unpässlichkeiten begünstigen. Entzündungen können sich ausbreiten, allen voran die sogenannten stillen Entzündungen, auch bekannt unter dem Namen »silent inflammation«. Füttern wir unsere lieben »Untermieter« jedoch adäquat, werden sie imstande sein, sogar die für den Menschen so wichtigen Buttersäuren selbst zu produzieren. Die Aufgaben und das Wirkungspotenzial von Ballaststoffen beschränken sich jedoch nicht nur auf die Ausscheidungen. Ballaststoffe sind dafür bekannt, sich günstig auf den Cholesterinspiegel auszuwirken, da sie dafür sorgen, dass Nahrungsfette verzögert aufgenommen werden. Somit wirken sie auch indirekt auf die Herzgesundheit. Außerdem bringen Ballaststoffe Bewegung in den Darm, indem sie die Nahrung aufquellen lassen. Mediziner gehen inzwischen davon aus, dass dadurch sogar die Wahrscheinlichkeit, an Darmkrebs zu erkranken, sinkt. Je schneller nämlich verschiedene Stoffe eliminiert werden, umso weniger können sie ungünstig auf die Darmwände einwirken. Forscher gehen davon aus, dass Ballaststoffe die Immunabwehr (wir erinnern uns: Die Steuerung des Immunsystems findet zu 80 % im Darm statt) positiv beeinflussen können und vor diversen Krankheiten wie Altersdiabetes oder (Prä-)Cancerosen schützen können.

Darmbakterien lieben außerdem Bitterstoffe. Diese halten uns nicht nur schlank, sondern wirken sich auch positiv auf die Luft im Bauch aus und sorgen für eine schnell einsetzende Verdauung. Hierzu gehören u.a. Wermut, Löwenzahn, Pfefferminze, Schafgarbe, Chicorée, Rucola, Endivien, Artischocke, Brokkoli, Rosenkohl usw. Auch Bittertropfen, welche oft aus diversen Kräutern hergestellt werden, können hier eine entscheidende Rolle spielen und sowohl die Verdauungsvorgänge wie auch die Darmgesundheit verbessern.

Darmbakterien ziehen definitiv Frischkost den Fertigprodukten vor. Ballaststoffreiche Ernährung ist allerdings gewöhnungsbedürftig. Eine Kostumstellung braucht ihre Zeit und kann auch mit einigen Unannehmlichkeiten wie Blähungen, Blähbauch oder veränderter Stuhlform einhergehen. Daher ist es ratsam, auch hier die Vernunft walten zu lassen und nichts zu erzwingen. Gut Ding will Weile haben, und so sollte gegebenenfalls eine darmfreundliche Ernährung Schritt für Schritt vollzogen werden.

Ohne Nahrungsergänzungsmittel geht es nicht mehr

Viele Mittel, welche die Alternativmedizin anbietet, sind unter der Bezeichnung »Nahrungsergänzungsmittel« bekannt. Diese beinhalten sogenannte Mikronährstoffe, welche entzündungshemmend, gesundheitsfördernd und roborierend sind. Wichtige Vertreter sind:

- Vitamine
- Mineralstoffe (Mengen- und Spurenelemente)
- Aminosäuen
- Omega-Fettsäuren

Des Weiteren zählen ebenso Polyphenole, Bitterstoffe, Immunglobuline, Kräuter, Gewürze, vermehrungsfähige prä-, pro-, mikrobiotische Präparate dazu.

Lebensmittelunverträglichkeiten – Henne oder Ei?

Haben Sie schon mal in einem Restaurant beobachtet, dass jemand gleich nach dem Essen oder sogar schon während des Essens den Gang zur Toilette wählt? Haben Sie schon mal bei sich selbst beobachtet, dass Sie nach dem Essen Bauch- und Magenkrämpfe, Bauchschmerzen oder gar Durchfall hatten? Oder haben Sie hin und wieder unerklärliche Kopfschmerzen oder vielleicht sogar

Konzentrationsschwierigkeiten? Haben Sie Zungenbrennen, je nachdem, was Sie essen? Leiden sie an unerklärlichen Schmerzen, wie Muskel- oder Gelenkschmerzen, und hat man Ihnen erklärt, dass Sie sich das alles womöglich auch noch einbilden? Können Sie Ihre Bauchbeschwerden nicht mit dem Essen in Verbindung bringen?

All dem können Nahrungsmittelunverträglichkeiten zugrunde liegen. Diese bleiben häufig lange unentdeckt. Zumal eine Nahrungsmittelunverträglichkeit, anders als eine Allergie, ja mengenabhängig ist, und es daher sehr gut möglich ist, dass Sie das Nahrungsmittel in einer geringeren Menge dahingehend vertragen, dass zumindest keine Symptome entstehen. Vertragen tun Sie es aber eigentlich auch nicht in geringeren Mengen, was heißt, dass die Unverträglichkeit so oder so Ihr Mikrobiom und Ihre Schleimhäute und dadurch Ihre Gesundheit schädigen wird. Aus langjähriger Praxiserfahrung und noch längerer Lebenserfahrung wissen wir, dass kein Thema so heikel ist wie das Essen. Wir alle haben unsere (Ess-)Gewohnheiten und auch unsere Lieblingsnahrungsmittel und wollen nicht wirklich darauf verzichten, und schon gar nicht dauerhaft. Gerade was Ernährung oder Nahrungs- und Lebensmittel anbelangt, gibt es inzwischen so viele Theorien und Infos, aber auch Extreme, dass einem schon fast schwindelig davon wird. Manche Erkenntnisse sind geradezu verwirrend. Das, was man jahrelang gegessen und was zudem auch noch geschmeckt hat, soll nun auf einmal nicht mehr gut und richtig sein? Die Werbung plädiert mal für dieses und dann wieder für jenes. Eiweißreich, eiweißarm, (No-) Low carb, Powerfood, Superbowls, vegetarisch, vegan, Mischkost, Rohkost, Trennkost, fruktose-, laktose-, histamin- und glutenfrei ... Was soll es denn nun schlussendlich sein? Steckt die Lösung womöglich im Problem, oder was ist dran an den verschiedenen Theorien?

Und hier die Kernfrage: Was hat sich durch alle Theorien und durch alles Ausprobieren verändert oder verbessert? Woran merkt man überhaupt, dass man ein Lebensmittel tatsächlich nicht verträgt?

Meistens ist es so, dass Patienten den Verdacht haben, auf dieses und jenes Lebensmittel in irgendeiner Weise zu reagieren, sei es nun durch Blähbauch, Durchfall oder einfach Unwohlsein. In dem Fall ist es wichtig, über drei bis vier Wochen ein sogenanntes Ernährungstagebuch zu führen, wo man grob notiert, was man gegessen und wie man sich gefühlt hat, sprich, ob man Bauchschmerzen, Durchfall oder andere Symptome hatte. Hier kristallisiert sich heraus, ob man regelmäßig oder immer auf das gleiche Nahrungsmittel reagiert und in welchem Zeitabstand, ob Symptome gleich nach dem Verzehr oder mit verzögerter Reaktion, das heißt nach mehreren Stunden, entstehen. Interessant ist auch, darauf aufzupassen, ob das Nahrungsmittel vielleicht vertragen wird, wenn es frisch zubereitet wurde, aber Symptome entstehen, nachdem man es aufgewärmt hat. In diesem Fall sollte man labortechnisch überprüfen, wie der Organismus des Betroffenen mit Histamin umgeht. Reaktionen entstehen meistens auf Eiweiße und selten auf Kohlenhydrate. Liegt jedoch eine Histamin- oder eine Fruktoseintoleranz vor, so kann es auch vorkommen, dass man auf Obst- oder Fruchtsäfte empfindlich reagiert. Auch wenn Zucker nicht gerade empfehlenswert ist, sind Reaktionen auf Zucker eher selten, außer dass man vielleicht nervös wird oder die Blutzuckerwerte ansteigen und ein möglicher Candida-Albicans-Pilz Freudensprünge machen und sich richtig satt essen und fleißig vermehren wird.

Die Funktion der Immunglobulin-Antikörper

IgG ist ein Immunglobulin-Antikörper, welcher vom Immunsystem gebildet wird, sobald es Gefahr in Form von Krankheitserregern wittert. Eine IgG-vermittelte Reaktion läuft mit einer Verzögerung ab. Etwaige Beschwerden können zeitlich versetzt etwa vier bis hin zu 72 Stunden nach Nahrungsaufnahme auftreten. Diese Reaktion kennt man auch noch unter dem Namen: Allergie Typ III. Es kann also durchaus sein, dass Sie und Ihr Darm ein oder mehrere Lebensmittel nicht vertragen, ohne dass Sie sich dessen bewusst sind.

Von diesen Reaktionen ist die Allergie vom Typ I abzugrenzen. Hier handelt es sich um eine Sofortallergie, welche i. d. R. unmittelbar nach dem Verzehr des Lebensmittels auftritt. Sie stellt keine IgG- sondern eine IgE-vermittelte Reaktion dar und kann sogar lebensbedrohlich sein. Die Betroffenen reagieren oft auf Spuren oder sogar auf die Inhalationsallergene dieser Lebensmittel und müssen diese deshalb konsequent meiden. Als Vorsichtsmaßnahme tragen diese Menschen häufig ein Notfallset bei sich. Die Diagnose auf IgE-Reaktionen wird in der Regel durch den Hausarzt, den Allergologen oder beim ersten lebensbedrohlichen Auftreten gestellt. Oft aber sind Symptome nicht zuzuordnen oder können eben nicht mit der Nahrungsaufnahme in Verbindung gebracht werden. Aber die Beschwerden sind anhaltend oder eben immer wiederkehrend und latent vorhanden. Dann verbergen sich dahinter IgG-Reaktionen, welche eben leider standardmäßig nicht durch Ihren Hausarzt diagnostiziert werden.

Aus schulmedizinischer Sicht werden nicht zu erklärende Symptome häufig unter dem Begriff der »Pseudoallergie« zusammengefasst. Reaktionen entstehen u. a. durch das im Nahrungsmittel vorhandene Histamin. Eine solche Reaktion hat nichts mit einer Antikörperbildung zu tun. Die logische Erstmaßnahme ist hier, den Verzehr des Lebensmittels zu vermeiden, nachfolgend jedoch unbedingt eine Darmsymbioselenkung in der Therapie zu behandeln. Entsprechend unseren Praxiserfahrungen wird das Thema der Unverträglichkeiten leider immer brisanter. Das liegt an der starken Veränderung der Lebensmittel infolge der Industrialisierung, denn Lebensmittel sind heute in der Regel nicht mehr naturbelassen. Sie sind oft gentechnisch verändert, pestizidbelastet, versetzt mit Farb- und Konservierungsstoffen, häufig sogar schwermetallbelastet. Ein defizitäres Mikrobiom wird immer mehr IgG-Reaktionen hervorrufen, welche wiederum das Mikrobiom schädigen. Ein Teufelskreis, dem man heute nur mit konsequenter Mikrobiomunterstützung begegnen kann.

Allergien unter die Lupe nehmen

Wie Sie schon gemerkt haben, ist das Thema Nahrungsmittelallergien sehr vielschichtig. Ergibt das Tagebuch den Anschein, dass immer dieselben oder ähnliche Reaktionen nach dem Verzehr von bestimmten Lebensmitteln entstehen, so ist es ratsam, auf diese Lebensmittel für mehrere Wochen zu verzichten. Wird es dann trotzdem noch immer nicht besser, kann man auf einen Lebensmittelunverträglichkeitstest zurückgreifen, der anhand von einem Blutlabor erstellt werden kann. Hier wird sich dann zeigen, ob man zum Beispiel auf das Milcheiweiß (Casein) reagiert, was heißen würde, dass laktosefreie Präparate in dem Fall nicht wirklich die Lösung sind. Es ist auch möglich, dass man auf Kaffee, verschiedene Teesorten, Fleisch, Fisch, Obst oder Gemüse reagiert. Grob gesagt kann es eine allergische Reaktion auf alles geben, Muttermilch ausgenommen.

Die Lebensmittelunverträglichkeitstests sind heutzutage zuverlässig und bieten zudem individuelle, fast maßgeschneiderte Profile an. Renommierte Labore erstellen zu Ihrem Testergebnis einen individuellen Ernährungsplan nach einem bestimmten Rotationsprinzip. Hierzu kann Sie Ihr Therapeut ausführlich beraten. Je »milder« und abgeschwächter die Symptome sind, umso später wird man sich wohl um das Problem kümmern. Je heftiger die Symptome, umso eher wird man es wohl angehen. Das heißt leider aber auch, dass man oft sehr lange Lebensmittel konsumiert, die der eigenen Gesundheit mehr schaden als nutzen. Das bleibt nicht, oder zumindest nicht sehr lange, ohne ernsthafte Konsequenzen. Mit der Zeit wird das Mikrobiom dahingehend beeinträchtigt sein, dass auf einmal ernsthafte Pathologien entstehen, die Schleimhäute solche Schäden angenommen haben, dass sie ihre Aufgaben nicht mehr vollständig ausführen können.

Das Rotationsprinzip

Während einer Ernährungsumstellung essen Patienten nur diejenigen Lebensmittel, die sie laut Bluttest auch vertragen. Ziel ist, auch von diesen gut verträglichen Lebensmitteln nur alle vier Tage das gleiche Nahrungsmittel zu sich zu nehmen, um auszuschließen, dass sich weitere, sozusagen neue allergische Reaktionen bilden. Auf Lebensmittel, die im Bluttest Reaktionen aufzeigen, wird je nach Schweregrad, während drei bis zwölf Monaten verzichtet. Nach dieser Karenzzeit werden die bisher vermiedenen Nahrungsmittel nach und nach wieder in den Ernährungsplan eingeführt. Hier ist es unbedingt wichtig, auf Reaktionen wie Blähungen, Bauchschmerzen, Übelkeit, Kopfschmerzen oder Durchfall zu achten. Diese »Wiedereinführung« der Lebensmittel sollte wohlgeplant und organisiert sein, und ein solches Nahrungsmittel darf nur ein- bis zweimal wöchentlich auf dem Speiseplan stehen.

Um ein »Leaky-Gut-Syndrom« zu reparieren beziehungsweise das Entstehen eines »Leaky-Gut-Syndroms« zu vermeiden, ist es unbedingt notwendig, auf diejenigen Lebensmittel zu verzichten, die eine sogenannte Reaktion (erhöhte Mengen an IgG-Antikörper) im Bluttest aufzeigen. Das langfristige Ziel einer solchen Ernährungsweise ist es, Entzündungen und oxydativen Stress zu vermeiden, um somit dem Teufelskreis chronischer Erkrankungen zu entfliehen.

Bis hierher scheint zwar alles aufwendig, aber immerhin logisch und verständlich. Wie wäre es aber, wenn wir weiterdächten und uns folgende Frage stellen würden: Wäre es möglich, dass verschiedene Lebensmittel nicht vertragen werden und darauf Reaktionen und Symptome entstehen, weil das Mikrobiom und die Schleimhäute geschädigt und nicht in Top-Form sind? Ist es überhaupt möglich, ein geschädigtes Mikrobiom und »undichte« Schleimhäute zu haben, ohne dass irgendwelche Symptome oder

Reaktionen (auf das eine oder andere oder gegebenenfalls sogar mehrere Lebensmittel) entstehen? Hier stellt sich tatsächlich die Frage nach der Henne und dem Ei bzw. wer oder was wohl zuerst da war.

Mögliche Wechselwirkungen

Man kann auch von der Hypothese ausgehen, dass einige Lebensmittelunverträglichkeiten mit der Zeit entstehen, weil die Darmgesundheit der Betroffenen geschädigt ist. Umgekehrt liegt es auf der Hand, dass der Verzehr von Lebensmitteln, die man nicht verträgt, zu Entzündungen führen kann, was über kurz oder lang wiederum das Mikrobiom und die Schleimhäute schädigen wird. Wie wir feststellen, gerät der Mensch hier leicht in einen Teufelskreis. Er sollte daraus nicht nur eine Lehre, sondern auch Konsequenzen ziehen. Fakt ist, dass nach dem Verzehr von Lebensmitteln Symptome oder Reaktionen entstehen können, die zunächst zumindest von dem Essensplan gestrichen werden sollten. Danach stehen weitere Untersuchungen an, insbesondere eine adäquate Darmtherapie sollte ins Auge gefasst werden.

Welches Gesundheitspotenzial haben kurzkettige Fettsäuren?

Lassen Sie uns über kurzkettige Fettsäuren und ihre Verbindung zum Darm reden. Dazu klären wir zunächst, was kurzkettige Fettsäuren überhaupt sind, um dann auf ihre Bedeutung zu kommen.

Definition kurzkettige Fettsäuren

Kurzkettige Fettsäuren sind gesättigte und unverzweigte Fettsäuren. Sie werden im Darm aus unverdaulichen Kohlenhydraten (Ballaststoffe und verdauungsresistente Stärke) von der Darmflora gebildet.

Grundsätzlich werden wir mit diesem Thema durch die Veränderung unserer Lebenssituationen und den damit einhergehenden Veränderungen unserer Ernährungsgewohnheiten konfrontiert. Das Thema ist so wichtig, dass wir ihm ein eigenständiges Kapitel gegeben haben. Im Grunde gilt folgender Satz: Ohne kurzkettige Fettsäuren ist Darmgesundheit nicht möglich. Lassen Sie uns deshalb im Folgenden erklären, warum kurzkettige Fettsäuren so wichtig sind und was sich dahinter überhaupt verbirgt.

Der Großteil der Nährstoffe aus unserer Nahrung wird im Dünndarm resorbiert. Vielfach besteht immer noch die Vorstellung, dass der Dickdarm den unverdauten Bestandteilen nur noch das Wasser entzieht und daraus dann der Stuhl, den wir in die Toilette entleeren, entsteht. Aber auch dem Dickdarm obliegen noch einige Aufgaben in der Resorption. Nachdem die Nahrung den Dünndarm passiert hat und dort der Großteil der Nährstoffe in das Blut aufgenommen wurde, gelangt der Nahrungsbrei in den Abschnitt des Dickdarms. Darunter befinden sich jede Menge Bestandteile, die noch nicht vollständig durch Verdauungsenzyme und Darmbakterien verdaut und fermentiert wurden. Hierzu zählen Molekülverbindungen aus Sacchariden, Stärke und faserhaltigen Stoffen. Aus dem Dünndarm kommend, treffen diese im Dickdarm auf die dort ansässige Flora. Dabei entstehen die sogenannten kurzkettigen Fettsäuren. Dazu gehören Essigsäure, Buttersäure und Propionsäure. Die am häufigsten beschriebene kurzkettige Fettsäure ist das Butyrat, auf diese werden wir uns im Folgenden auch berufen. Sie ist die biochemische Verbindung, welche u. a. in Lebensmitteln wie Ghee oder Käse zu finden ist.

In der Wissenschaft werden die kurzkettigen Fettsäuren mit der Abkürzung SCFA bezeichnet. Diese steht für »Short Chain Fatty Acids«. Diese, allen voran das Butyrat, sind enorm wichtig für unseren Darm und damit für unsere Gesundheit. Im Einsatz von Butyrat sehen wir ein riesengroßes Potenzial in der Praxis, da ihm einerseits eine enorm wichtige gesundheitsfördernde Aufgabe zukommt und andererseits die Voraussetzungen, dass Butyrat vom Organismus gebildet werden kann, durch Veränderung der Ernährungsgewohnheiten immer weniger gegeben sind. Einige wichtige Bakteriengruppen, die für ein funktionierendes Immunsystem und einen optimalen Fett- und Zuckerstoffwechsel notwendig sind, benötigen für ihre Arbeit ganz bestimmte Bedingungen. Sie brauchen faserreiche Nahrung. Diese ziehen sie aus Pflanzenfasern von Obst und Gemüse. Die heute relativ faserarme Ernährung – Getreide und Kohlenhydrate haben den größten Anteil – führt dazu, dass der menschliche Darm häufig verarmt. Den Bakterien, die die kurzkettigen Fettsäuren wie Butyrat bilden, fehlen der Lebensraum und die Existenzgrundlage. Das hat massive Auswirkungen.

Aufgaben des Butyrats

Doch: Welche Aufgaben hat Butyrat im menschlichen Organismus? Butyrat wird im Dickdarm gebildet und zu 95 % in das Blut resorbiert. Die restlichen 5 % werden über den Stuhl ausgeschieden. 95 % werden resorbiert! Anhand dieser Zahlen können wir uns vorstellen, welche große Bedeutung Butyrat hat. Wird kein Butyrat hergestellt, kann keines resorbiert werden. Dies hat enorme Auswirkungen auf das Mikromilieu in Ihrem Darm und auf den gesamten Organismus.

An folgenden Stellen im Körper und für folgende Aufgaben benötigt der Organismus Butyrat: Die Entstehung kurzkettiger Fettsäuren fördert in erster Linie das Immunsystem im Darm. Diese Aussage ist viel zu allgemein, aber am Ende logisch herzuleiten, wenn man weiß, dass der Großteil des Immunsystems im Darm liegt. Erinnern Sie sich bitte an die Gedanken und Schilderungen zur Bedeutung der Darmbarriere. Lediglich eine Epithelzellschicht bildet die letzte Barriere vom Darm in Richtung Körper. Diese Zellen der Darmwand, die für eine funktionierende Barrierefunktion so wichtig sind, dienen den kurzkettigen Fettsäuren als Grundlage für ihre Nahrung. Kurzkettige Fettsäuren haben demnach einen enormen Anteil daran, dass die Epithelschicht, die Darmbarriere, intakt bleibt. Die Funktion der kurzkettigen Fettsäuren wurde in mehreren Untersuchungen der Wissenschaft nachgewiesen. Beispielsweise regen sie die Arbeit von Zellen des Immunsystems, insbesondere der regulatorischen T-Zellen, an. Wie der Name dieser Zellreihe es verrät, obliegt diesen Zellen die Regulation von Entzündungen, sie verhindern die Ausbreitung von Entzündungen und unterdrücken Entzündungen in unserem Organismus. Einem Mangel an kurzkettigen Fettsäuren wird von daher ein entscheidender Anteil bei der Entstehung von Autoimmunerkrankungen, Allergien und Nahrungsmittelunverträglichkeiten zugeschrieben.

Wenn wir die kurzkettigen Fettsäuren, deren Vertreter das Butyrat ist, vor dem Hintergrund der gesundheitlichen Prävention und der Darmgesundheit in der zweiten Lebenshälfte betrachten, wird es noch viel interessanter. Wir haben vorhin beschrieben, dass 95 Prozent des Butyrats in das Blut resorbiert werden. Über den großen Blutkreislauf erreicht es die Bestandteile unseres Nervensystems und das Gehirn. Hier müssen wir ganz kurz einen Ausflug in die Anatomie des Nervensystems machen.

Unser Nervensystem

Im Nervensystem gibt es zwei Zellarten. Zum einen die Nervenzellen, zum anderen das die Nervenzellen umhüllende Stütz- und Bindegewebe, in der Medizin Gliagewebe genannt. Das Gliagewebe besteht aus Gliazellen.
Lange Zeit ging man davon aus, dass man dachte, das Gliagewebe sei sinnloses Bindegewebe. Heute weiß man, dass das Gliagewebe ganz wichtige Aufgaben übernimmt. Neben der elektrischen Isolierung von Nervenfasern und der Ernährung der Nervenzellen übernehmen Gliazellen immunologische Aufgaben im Nervensystem. Dies ist ein Aspekt, den wir unbedingt betrachten sollten, wenn wir über die Prävention von Alterserkrankungen, von degenerativen Erkrankungen und über die Darmgesundheit ab 50 sprechen. Eine bestimmte Gruppe von Gliazellen übernimmt also Abwehr- und Immunfunktionen im

Gehirn. Diese Gliazellen patrouillieren wie eine Polizei und fungieren als Aufräumtruppe im Gehirn. Sie halten den Stoffwechsel dort auf Trab und schauen, dass sich wenig Müll ansammelt. Zum Müll zählen beispielsweise Ablagerungen und Plaques, ganz entscheidende Veränderungen im Gehirn, deren Folge eine Demenzerkrankung sein kann. Nun erinnern Sie sich an unsere Ausführungen, dass das Butyrat in das Blut aufgenommen wird und über den großen Blutkreislauf das Nervensystem und ganz besonders das Gliagewebe erreicht. Wird kein Butyrat resorbiert, haben also früher oder später die Gliazellen einen Mangel an dem für sie so wichtigen Lebens- und Kraftstoff. In der Folge können sie ihre Aufgabe nicht mehr erfüllen, nach und nach fällt die Abwehrtruppe im Gehirn aus, kann ihrem Job nicht mehr nachgehen. Die Grundlage für Krankheiten ist gelegt. Die viel gefürchtete Erkrankung Multiple Sklerose, im Folgenden MS genannt, geht ganz besonders auf die Veränderung des Gliagewebes zurück. Das Gliagewebe bildet die Ummantelung der Nervenfasern und Zellen, auch als Mark und Markscheide bezeichnet. Genau diese Ummantelung ist es, die sich bei MS zurückbildet, und das ist der Grund, warum diese Erkrankung zu den Entmarkungserkrankungen zählt. Möglicherweise ist dies ein entscheidender Faktor in der Therapie, vielleicht sogar bei der Entstehung von MS.

Auch den anderen Fettsäuren, wie beispielsweise der Propionsäure, dem Propionat, werden gesundheitsfördernde Aspekte zugeschrieben. Das Propionat ist bekannt als Konservierungsmittel, etwa im Brot und bei der Käseherstellung. Wir werden im Abschnitt der gesundheitsfördernden Ernährung für den Darm auf das Thema der kurzkettigen Fettsäuren erneut eingehen. Bei den Behandlungsmöglichkeiten, dem Einsatz sinnvoller Präparate zur Darmregeneration, spielen die kurzkettigen Fettsäuren eine ganz große Rolle.

Ganzheitliches Denken als Devise

Besondere Lebenssituationen gibt es eigentlich immer, oft nehmen wir sie nicht mal mehr als besonders war. Ob das damit zusammenhängt, dass wir von vielem übersättigt sind und vieles als selbstverständlich hinnehmen, oder mit der Zeit und den Jahren abstumpfen, dass wir einfach nur noch funktionieren, so lange es eben ohne größere Schwierigkeiten geht?

Hat man in jüngeren Jahren als besondere Situation die Schwangerschaft(en), Geburten, Stillzeiten, Stimmbruch und Bartwachstum, Hodenentzündung (oft als Folge von Mumps), Magensäuren oder Reflux eingestuft, so sieht man in der zweiten Lebenshälfte ähnliche Situationen mit anderen Augen. Als besondere Lebenssituation gilt sowohl in der ersten wie in der zweiten Lebenshälfte der Urlaub und das Reisen, dies aus vielen verschiedenen Gründen. Zum einen wird man mit großer Wahrscheinlichkeit im Urlaub einen anderen Schlaf-wach-Rhythmus haben als im Alltag. Zum anderen wird man sicherlich, zumindest das eine oder andere Mal, vielleicht aber auch die ganze Urlaubszeit über, sich anders ernähren als gewohnt. Vielleicht reist man sogar in Länder, wo das Leitungswasser besser nicht getrunken werden sollte, ohne es vorher abzukochen, und man nicht mal die Zähne damit putzen sollte.

Es ist klar, dass eine solche Situation den Nährboden für Unpässlichkeiten oder Magen-Darm-Infekte bereitet. Leider ist aber auch bekannt, dass ein Reizdarmsyndrom sich oft erstmalig nach einem Magen-Darm-Infekt bemerkbar macht und danach nie mehr ganz aus dem Leben der Betroffenen verschwindet. Natürlich neigt man dazu, im Urlaub erst mal vieles zu vergessen und vielleicht auch ein wenig zu verdrängen, das »In-den-Tag-Hineinleben« überwiegt und entspannt. Trotzdem sollte man nicht vergessen, welch wunderbare Möglichkeiten uns heute zur Verfügung stehen, um eine Reise richtig gut vorzubereiten und auch unser Mikrobiom entsprechend in Form zu bringen. Vor jeder Reise sollte man prophylaktisch etwas für die eigene Darmgesundheit und die der eventuell Mitreisenden tun und auch während der

Reise diese Maßnahmen nicht außer Acht lassen. Wenn man dann noch ein bis zwei Wochen nach der Reise eifrig bei der Sache bleibt, hat man die besten Voraussetzungen dafür geschaffen, dass auch das Mikrobiom den Urlaub genießen konnte und nicht mit Folgeschäden zu kämpfen hat. Je nachdem, wohin die Reise geht, wird auch die eine oder andere Impfung zu den Reisevorbereitungen gehören. Eine Impfung ist immer eine große Herausforderung und auch eine Belastung für den Empfänger und seinen Organismus. Auch hier gilt, vor und nach der Impfung besonders auf die Darmgesundheit zu achten und gegebenenfalls einen Therapeuten zwecks Aufbau und Schutz des Mikrobioms zurate zu ziehen. Dies gilt nicht nur anlässlich einer eventuellen Reiseimpfung, sondern für Impfungen jeder Art.

Was passiert in der zweiten Lebenshälfte?

In der zweiten Lebenshälfte häufen sich erfahrungsgemäß Zahnreparaturen oder Zahnersatzverfahren, wie zum Beispiel der Einsatz eines Implantats. Wenn wir über Zähne reden, ist unser Mikrobiom im Munde gefordert. Allerdings sind solche Eingriffe oft mit einer Antibiotikaeinnahme verbunden. Es ist von daher ein absolutes Muss, bei Zahninterventionen welcher Art auch immer, parallel dazu an den Aufbau des Mikrobioms zu denken. In der zweiten Lebenshälfte setzt bei den Frauen die Menopause ein und hinterlässt mal mehr, mal weniger Spuren. Diesen Zustand kann man im wahrsten Sinne des Wortes als eine besondere Lebenssituation bezeichnen, da viele Frauen in dieser Lebensphase sich und ihren Organismus von einer ganz anderen Seite kennenlernen. Je nach Verlauf treten in diesem Lebensabschnitt Symptome und Beschwerden auf, die die Frau bis dato noch nicht gekannt hat und die die Lebensqualität durchaus einschränken.

In den sogenannten Wechseljahren ist die Leber stark gefordert, die, wie wir in Kapitel »Warum habe ich eine Fettleber, obwohl ich keinen Alkohol trinke?« (s. S. 91ff.) erfahren konnten, ja einen besonders wichtigen und intensiven Kontakt zum Mikrobiom hat. Auch tritt die Situation ein, dass Sie Zeit im Krankenhaus verbringen, sei es als Begleitung oder in eigener Sache. Dass im Krankenhaus eine andere Bakterienwelt herrscht als im (Ihrem) Alltag, ist allgemein bekannt. Leider muss man auch davon ausgehen, dass man sich im Krankenhaus eher infizieren kann. Hier ist also das Immunsystem gefordert, Höchstleistung und höchsten Schutz zu bieten. Gleichzeitig ist der Körper nach operativen Eingriffen jedoch oft besonders geschwächt und dadurch besonders anfällig, Opfer von Bakterien- oder Virenangriffen zu werden.

Ein ähnliches Milieu herrscht in Pflegeheimen – so die Erfahrung –, und auch hier sind zum Beispiel Clostridien häufig an der Tagesordnung. Leider ist es so, dass viele Pflegeheimbewohner sich nicht mehr selbst versorgen, und auch ihre Medikamente nicht mehr selbst richten oder ohne fremde Hilfe einnehmen können. Daher sind Pflegeheimbewohner oft darauf angewiesen, dass andere für sie sorgen und entscheiden. Es ist von eminenter Wichtigkeit, dass, sollten Sie Ihnen nahestehende Personen in einem Pflegeheim untergebracht haben, Sie deren Darmgesundheit immer im Blick haben. Ob akut, wenn bei den Betroffenen über kürzere oder auch längere Zeit (akuter) Durchfall besteht, oder auch chronisch, wenn Betroffene regelmäßig Durchfall oder andere Verdauungsbeschwerden haben, sollte, egal wie alt und hochbetagt die- oder derjenige auch sein mag, immer an eine Darmsymbioselenkung gedacht werden. Oft leiden Menschen in höherem Alter unter Verstopfung (Obstipation), nicht zuletzt vielleicht, weil sie zu wenig Bewegung haben und nicht genug Flüssigkeit zu sich nehmen. Dies kann mehrere Gründe haben. Menschen, die sich weniger bewegen, empfinden den Gang zur Toilette als lästig, oder es ist ihnen peinlich, wenn es mal zu schnell oder daneben geht. Somit vermeiden sie zu trinken, weil sie meinen, dem Problem auf diese Weise entgegenwirken zu können. Oftmals vergessen sie auch zu trinken, was wiederum ihre kognitiven Fähigkeiten einschränkt. Leider erreichen sie mit dem Verzicht auf genügend Flüssigkeit insgesamt eher das Gegenteil und sind dann regelmäßig verstopft, was wiederum dazu führt, dass sich entweder Kotsteine bilden, was sehr schmerzhaft sein kann, oder Gase und Fuselalkohole entstehen. Diese Fuselalkohole schädigen wiederum das Mikrobiom und können zur Folge haben, dass schlechte, schädliche Bakterien sich ansiedeln. Somit geraten ältere und betagte Menschen oft in einen Teufelskreis, ohne dass sie und ihre Angehörigen sich dessen bewusst sind. Dabei ist es auch im hohen Alter noch gut möglich, die Darmgesundheit entweder zu erhalten oder wiederaufzubauen.

Nicht vergessen!

Der Aufbau der Darmflora ist nicht auf ein Alter beschränkt. Je älter und betagter ein Mensch ist, umso wichtiger ist es, sich um die Gesundheit seines Darms zu kümmern!

Zu guter Letzt

Es gibt genügend gute Bücher über den Darm. Trotzdem bemerken wir im Praxisalltag, dass vielen Patienten das Thema Darm doch nicht so wichtig erscheint, obwohl sie zum Teil sogar schon Bücher darüber gelesen haben. Das finden wir sehr schade, da bei jeder Krankheit der Darm seine Berücksichtigung finden sollte. Er stellt schließlich die Basis für jede nachhaltige Behandlung dar. Konkreter formuliert, keiner unserer Patienten verlässt die Praxis ohne eine Stuhldiagnostik, die Darmregeneration und Symbioselenkung sind grundlegende Bausteine jeder Therapie. Unser Ziel ist es, jeden einzelnen für das Thema zu sensibilisieren.

Wir möchten, dass Sie für Ihre Darmgesundheit Verantwortung übernehmen. Es war uns wichtig, die immense Bedeutung des Darmes gerade in der heutigen Zeit darzustellen. Ein Punkt liegt uns noch besonders am Herzen: Wir freuen uns immer über Patienten, die Eigeninitiative ergreifen. Dennoch warnen wir davor, Ratschläge, Präparate aus dem Drogeriemarkt oder dem Internet oder auch lieb gemeinte Empfehlungen einfach zu übernehmen. Jeder Mensch ist ein Individuum und braucht von daher auch eine individuelle Therapie.

Folgendes Beispiel mag zur Illustrierung dienen: Leider kommen oft Patienten zu uns, deren Gesundheitszustand sich verschlimmert hat, weil zum falschen Zeitpunkt eine Entgiftungstherapie erfolgte. Dabei sind doch Detox, Entgiften und Entschlacken in aller Munde, und der Patient hatte nur Gutes im Sinn. Liegt in der Grundsituation ein »Leaky-Gut-Syndrom« vor, würde eine Entgiftung jedoch eher kontraproduktiv sein. Gelöste Gifte und Schlackenstoffe würden aufgrund der erhöhten Schleimhautpermeabilität ins Blut übertreten, wo sie genau nicht hinsollten. So ist es absolut wichtig und entscheidend, etwas für die Darmgesundheit zu tun, es gilt aber auch, alles mit Bedacht und therapeutischer Begleitung zu tun.

Sie haben zu Beginn des Buches gelesen, welche zehn Gründe wir für wichtig erachten, das Buch zu lesen (und etwas für die Darmgesundheit zu tun). Nach der Lektüre dürften Sie auf vieles eine Antwort gefunden haben. Dennoch ist es uns abschließend ein Anliegen, Ihnen einige Hilfestellungen zu geben, wie Sie konkret das Thema angehen können. Unser Wunsch ist es, dass Sie gesund alt werden und die Möglichkeiten dafür nutzen, die Ihnen zur Verfügung stehen. Hier bekommen Sie Antworten auf die eingangs gestellten Fragen, Dos and Dont's für den Alltag sowie Erste-Hilfe-Tipps, wenn der Darm Alarm schlägt.

Nehmen Sie sich unsere Tipps zu Herzen und übernehmen Sie Verantwortung für Ihre Darmgesundheit. Aus ethischen und rechtlichen Gründen müssen wir darauf hinweisen, dass unsere Empfehlungen nicht die persönliche Beratung durch einen Therapeuten und/oder einen Arzt ersetzen.

Zehn gute Gründe, jetzt etwas für Ihre Darmgesundheit zu tun

Ich habe das Gefühl, dass meine Blähungen mit zunehmendem Alter stärker und anders geworden sind. Ihr Gefühl täuscht Sie nicht. Vermutlich haben Sie mindestens eine Dysbiose, wenn nicht sogar ein »Leaky-Gut-Syndrom«. Eine Stuhlprobe gibt Aufschluss, welche Darmtherapie jetzt notwendig sein wird.

Ich habe immer öfter unregelmäßigen Stuhlgang. Sie wissen jetzt, dass die dem Darm vorgelagerten Organe eine wichtige Vorarbeit für das Ökosystem Darm leisten. Tun Sie etwas für Leber, Gallenblase und Bauchspeicheldrüse, indem Sie zum Beispiel auf empfohlene Teemischungen oder Bitterstoffe zurückgreifen.

Ich habe mit der Zeit immer mehr an Gewicht zugenommen. So, wie wir uns äußerlich mit zunehmendem Alter ändern, verändert sich auch unsere Darmflora. Sie wird nicht alt, sie wird weniger. Lassen Sie Ihre Diversität bestimmen und bauen Sie diese mit probiotischen Bakterienpräparaten auf.

Ich fühle mich schon lange nicht (so) gut, aber es lässt sich keine Ursache finden. Hier kommen Sie an einem Stuhllabor nicht vorbei. Es ist zwingend notwendig, ein »Leaky-Gut-Syndrom« auszuschließen, da Sie vermutlich die Nährstoffe aus der Nahrung nicht richtig resorbieren.

Ich muss regelmäßig Medikamente einnehmen. Das ist manchmal leider nicht zu umgehen. Lassen Sie durch ein Stuhllabor prüfen, welche Schäden vielleicht bislang in Ihrem Darm schon entstanden sind. Bauen Sie Ihre Flora nachfolgend auf und schützen Sie diese auch langfristig vor den Medikamenten.

Ich will wie jeder andere gesund alt werden. Nachdem Sie das Buch gelesen haben, wissen Sie, dass es viele Ansatzpunkte gibt, wie Sie Ihre Darmgesundheit beeinflussen können. Sorgen Sie für Ihre Darmgesundheit, dann sorgen Sie automatisch für ein gesundes Alter.

Ich habe Angst vor Darmkrebs. Die Angst können wir Ihnen nicht nehmen. Aber wir haben Ihnen bei der Beschreibung der Diagnostikmöglichkeiten beschrieben, was Sie definitiv regelmäßig durch eine Stuhlprobe im Labor abklären sollten, sodass Sie beruhigter leben können. Wenn Darmkrebs in der Familiengeschichte vorkam, gibt es mittlerweile auch einen Gentest (ColoAlert), mit dem ein labordiagnostischer Nachweis von tumorspezifischen Genvarianten aufgespürt werden kann.

Ich habe in der Vergangenheit Antibiotika eingenommen. Ihre Bakteriendiversität hat gelitten. Aber es ist nie zu spät, Ihre Darmflora zu unterstützen und aufzubauen. Sollte ein Antibiotikum in der Zukunft dennoch unumgänglich sein, nehmen Sie bitte zukünftig direkt ein Probiotikum (wie z. B. OMNi BiOTiC® 10) ein.

Ich habe das Gefühl, mit zunehmendem Alter stressanfälliger zu werden. Sie haben gelesen, dass auch Ihre Bakterien den Stress nicht mögen. Es ist von großer Bedeutung, eine latente Entzündung der Darmschleimhaut, gegebenenfalls auch ein »Leaky-Gut-Syndrom« auszuschließen und je nach Ergebnis die Flora unterstützend zu behandeln.

Ich habe Wechseljahresbeschwerden. So wie in der Natur alles dem Wandel unterliegt, verändern sich mit dem Laufe des Lebens unser Organismus und auch unser Ökosystem, insbesondere der Darm. Das trifft auf Frauen wie auf Männer zu. Hier sollte man mit der Labordiagnostik im Stuhl und auch im Blut die Veränderungen aufspüren, um mit einer unterstützenden Therapie wieder in ein Gleichgewicht zurückzufinden.

Tipps für Ihren Darm

Damit Ihr Darm 100 Jahre alt wird, müssen Sie dieses Alter auch erreichen! Gerade in der zweiten Lebenshälfte wird einem die (restliche) Lebenszeit so richtig bewusst, und das Bestreben sollte dahin gehen, bei bester Lebensqualität ein hohes Alter zu erreichen. Welche Punkte es hier besonders zu beachten gibt, wollen wir im Folgenden erläutern. Dos sind die Dinge, die Sie anstreben und tun sollten. Dont's sind Verhaltensweisen und Situationen, die Sie (ver-)meiden sollten, soweit es Ihnen möglich ist.

Dos and Dont's für Ihren Darm

- Achten Sie auf eine hohe Bakterienbesiedelung und auf eine große Artenvielfalt.
- Eine hohe Diversität erreichen Sie am ehesten, wenn Sie regelmäßig oder in kurmäßigen Abständen Pro- und Präbiotika zu sich nehmen.
- Sollten Sie sich aus unvermeidlichen Gründen zu einer Antibiotikaeinnahme entschließen müssen, so bauen Sie unbedingt parallel dazu Ihre Darmflora wieder auf. Dies können Sie anhand von pro- und präbiotischen Mitteln tun.
- Versuchen Sie, die Einnahme von Schmerzmitteln zu vermeiden oder zu reduzieren.
- Sollten Sie regelmäßig Schmerzmittel einnehmen (müssen), so tun Sie ebenfalls etwas für Ihre Darmgesundheit, indem Sie in regelmäßigen Abständen eine Darmsymbioselenkung anhand von Pro- und Präbiotika machen.
- Sollten Sie chemische Medikamente wie Blutdrucksenker, Statine, Kortikoide, Blutverdünner einnehmen, unbedingt auf eine gute Permeabilität Ihrer (Darm-)Schleimhäute und auf eine gute Besiedlung Ihres Mikrobioms achten.

- Ernähren Sie sich so oft wie möglich gesund, setzen Sie auf darmfreundliche Ernährung und vermeiden Sie Zucker und zuckerhaltige Getränke.
- Trinken Sie genügend Flüssigkeit.
- Essen Sie abends nicht zu spät und versuchen Sie, wenn möglich, zweimal wöchentlich auf das Abendessen zu verzichten.
- Trinken Sie Alkohol nur in Maßen.
- Sorgen Sie für ausreichend Schlaf und regelmäßige Auszeiten und Ruhephasen.
- Vermeiden Sie alles, was zu einem Verlust der Artenvielfalt und der bakteriellen Besiedelung führen könnte.
- Treiben Sie regelmäßig Sport.
- Schützen Sie sich bei Geschlechtsverkehr und denken Sie daran, dass auch intensive Zungenküsse Ihr Mikrobiom sowohl in eine positive wie in eine negative Richtung beeinflussen können.
- Vermeiden oder reduzieren Sie Nervengifte wie Alkohol, Nikotin und Koffein.
- Sorgen Sie für einen guten Vitamin-D3-Spiegel. Sollten Sie denselben nicht kennen, so lassen Sie diesen im (Blut-)Labor überprüfen.
- Stellen Sie sicher, dass Sie keine Nahrungsmittelunverträglichkeiten oder -intoleranzen haben.
- Achten Sie auf regelmäßigen Stuhlgang und überprüfen Sie Farbe und Konsistenz.
- Sollten Sie unbemerkten Stuhlabgang oder Blut im Stuhl haben, so konsultieren Sie unverzüglich einen Arzt.
- Sorgen Sie dafür, dass Sie nicht permanent übersäuert sind, überprüfen Sie regelmäßig Ihren pH-Wert im Urin.
- Blähungen sind nicht normal. Versuchen Sie, die Ursache davon zu ergründen. Hierzu können Sie die Hilfe eines Therapeuten in Anspruch nehmen.
- Achten Sie auf Ihr Gewicht. Ungewollter Gewichtsverlust und ungewollte Gewichtszunahme können auf eine mögliche Pathologie hinweisen.

- Machen Sie jährlich einen Gesundheitscheck. Hierzu gehören auch ausführliche Laborwerte Ihres Blutes und Ihres Stuhls.
- Sorgen Sie dafür, dass Ihre Zähne gesund und in Ordnung sind.
- Achten Sie in besonderen Situationen darauf, Ihre Darmflora zu schützen und/oder aufzubauen. Hierzu gehören Narkosen, Operationen, Krankenhausaufenthalte, aber auch Reisen in fremde Länder.
- Tun Sie regelmäßig Dinge, die Ihnen guttun, und vermeiden Sie Streit und Ärger

Wenn der Darm Alarm schlägt

Diese Verhaltensregeln ersetzen keinen Arztbesuch. Zeichen wie Blutbeimengungen im Stuhl, Fieber, Kaltschweißigkeit, pochende stechende oder ausstrahlende Schmerzen oder länger anhaltende Beschwerden über Stunden oder Tage bedürfen der ärztlichen notfallmäßigen Abklärung. Unter Umständen können diese Symptome einen lebensbedrohlichen Notfall darstellen. Natürlich können wir nicht sicherstellen, dass Sie adäquat in der Notfallmedizin behandelt werden, aber wir sind uns unserer Grenzen in der Alternativpraxis bewusst. So stehen uns meist keine bildgebenden Verfahren zur Akutdiagnostik zur Verfügung. Die notfallmedizinische Versorgung ist im Grunde Aufgabe der klassischen Schulmedizin.

Erste Hilfe bei Koliken, ausstrahlenden starken Schmerzen:
Entkrampfende Mittel mit Magnesiumsalzen, bei ausbleibender Besserung suchen Sie bitte einen Arzt auf.
Luft loswerden durch Bewegung, hin- und herlaufen
Spasmolytische, entkrampfende Mittel wie Pfefferminztee
Krampflösende Parasympatholytika wie Butylscobalamine

Erste Hilfe bei stärksten Blähungen: Wärmflasche oder Kirschkernkissen in den Rücken legen
Einnahme von Bitterstoffen gemischt mit etwas lauwarmem Wasser
Entschäumende gasabführende, entblähende und antiflatulente Wirkstoffe wie Simeticon, Dimeticon

Erste Hilfe bei Schmerzen im rechten Oberbauch wie bei bekannten Gallensteinen: Nahrungskarenz, Fettzufuhr und Alkohol meiden. Bei ausbleibender Besserung suchen Sie bitte einen Arzt auf, da hier immer das Risiko besteht, dass Gallensteine den Gallengang, d. h. den Weg zur Bauchspeicheldrüse, verlegen (CAVE: Notfall)

Erste Hilfe bei wechselnden Beschwerden wie Rumpeln, Durchfall, Verstopfung, starke Darmgeräusche ohne diagnostisches Ergebnis: Phytotherapeutische Maßnahmen, dazu zählen Pfefferminz-, Fenchel-Anis-Kümmel-, Melissen- oder Kamillentee. In jedem Fall auf IgG-vermittelte Nahrungsmittelunverträglichkeiten testen!

Alltägliche oder auch tägliche Darmpflege

Wir möchten Ihnen Unterstützungsvorschläge für die alltägliche Darmpflege nennen. Kleinste umgesetzte Schritte sind für Ihren Darm viel wert. Diese Hinweise ersetzen weder eine Diagnostik noch eine bestehende Medikation.

Tipp Nr. 1 für vier bis acht Wochen zum Ordnungschaffen (milieuverbessernd):

- 1 EL Apfelessig in ein Glas mit stillem, raumtemperiertem Wasser morgens auf nüchternen Magen trinken
- Einnahme von Präparaten mit toxinbindenden Eigenschaften wie Huminsäuren, oder hochwertige Zeolithpräparate
- Darmpräparate mit Kräuterextrakten und effektiven Mikroor-

ganismen in entsprechender Dosierung nach Empfehlung des Therapeuten/der Therapeutin vor dem Schlafengehen trinken

Tipp Nr. 2 für vier bis acht Wochen zur Unterstützung insbesondere der Leberfunktion und für eine bessere Verdauung:

- 2–3 x tgl. 1 Tasse Leber-Tee (nach Rezeptur) zum Essen oder tagsüber trinken
- Einnahme von probiotischen Präparaten morgens auf nüchternen Magen

Tipp Nr. 3 für vier bis acht Wochen zur Unterstützung der Darmschleimhaut und zur Stärkung der Immunabwehr:

- Über den Tag verteilt: Einnahme von Präparten mit schleimhautregenerierenden Substanzen (in Kapsel- oder Pulverform erhältlich), z.B. L-Glutamin, Aloe Vera, Lecithin.
- Einnahme von probiotischen Präparaten morgens nüchtern un/oder abends vor dem Schlafengehen

Bezugsadressen (für die genannten Teerezepturen):
St. Petrus Apotheke, Gartenfeldstraße 15, 54295 Trier
Rosenapotheke, Rheingaustraße 46, 65719 Hofheim/Taunus

Wie steht es um Ihren Darm? Fragebogen als Kurz-Check

Die folgende Übersicht soll Ihnen helfen, Ihre eigene Darmgesundheit zu reflektieren. Bei einer perfekten Darmgesundheit sollten Sie möglichst wenige Fragen mit »Ja« beantwortet haben.

	JA	NEIN
Ich habe Blähungen.	☐	☐
Ich habe Sodbrennen.	☐	☐
Ich bin nach dem Essen oft müde und könnte mich hinlegen.	☐	☐
Ich habe ein Völlegefühl.	☐	☐
Ich muss lange auf der Toilette sitzen, um Stuhlgang zu haben.	☐	☐
Ich habe einen sehr trockenen Stuhl.	☐	☐
Ich habe einen sehr dünnen oder breiigen Stuhl.	☐	☐
Ich muss stark pressen, wenn ich Stuhlgang haben möchte.	☐	☐
Ich habe klebrigen Stuhlgang, es bleibt etwas in der Toilette hängen.	☐	☐
Ich benötige mehr als vier Blätter Toilettenpapier.	☐	☐
Ich beobachte hellrotes Blut am Papier oder auf dem Stuhl.	☐	☐
Ich habe unkontrolliert abgehende Winde.	☐	☐
Ich habe einen stark riechenden Stuhl, ich muss danach die Toilette lüften.	☐	☐
Ich habe Krämpfe im Unterbauch.	☐	☐
Ich habe ein Drücken, Ziehen oder auch Krämpfe im Oberbauch.	☐	☐

	JA	NEIN
Ich habe ein unangenehmes Rumpeln und Gurgeln im Bauch.	☐	☐
Ich habe ein Jucken oder Brennen am After.	☐	☐
Ich habe in den vergangenen Jahren an Bauchumfang zugenommen.	☐	☐
Ich habe nach dem Essen das Gefühl, etwas Süßes zu benötigen.	☐	☐
Ich habe oft Heißhunger.	☐	☐
Ich habe bereits diagnostizierte Divertikel.	☐	☐
Ich habe ein Ziehen, Stechen oder Schmerzen der linken Bauchhälfte.	☐	☐
Ich habe trotz des Alters noch immer Hautprobleme.	☐	☐
Ich habe das Gefühl, dass meine Medikamente oder Ergänzungsmittel, die ich einnehme, nicht wirken.	☐	☐
Ich habe eine belegte Zunge.	☐	☐
Ich habe Mundgeruch.	☐	☐
Ich habe eine chronische Erkrankung.	☐	☐
Ich habe Konzentrationsstörungen.	☐	☐
Ich bin oft müde, schlapp, lustlos.	☐	☐
Ich habe unerklärliche Hautprobleme.	☐	☐
Ich habe Parodontose.	☐	☐
Ich habe vermehrte Zahnsteinbildung.	☐	☐

Wir vermuten, dass Sie einige, manche von Ihnen sicherlich sogar viele Fragen mit »Ja« beantwortet haben. Dies ist kein Drama, sondern zeigt Ihnen Chancen und Möglichkeiten auf, wie Sie insgesamt Ihren Gesundheitszustand verbessern können. Beginnen Sie damit – am besten heute!

Register